无字天书

——《易经》的本源和推演

谢文纬 著

全国百佳图书出版单位

中国中医药出版社

·北 京·

图书在版编目（CIP）数据

无字天书:《易经》的本源与推演 / 谢文纬著 . —北京：中国中医药
出版社，2023.4

ISBN 978 – 7 – 5132 – 8027 – 3

Ⅰ . ①无…　Ⅱ . ①谢…　Ⅲ . ①《周易》—研究　Ⅳ . ① B221.5

中国版本图书馆 CIP 数据核字（2023）第 019392 号

中国中医药出版社出版

北京经济技术开发区科创十三街 31 号院二区 8 号楼
邮政编码　100176
传真　010-64405721
河北省武强县画业有限责任公司印刷
各地新华书店经销

开本 710×1000　1/16　印张 12.25　字数 184 千字
2023 年 4 月第 1 版　2023 年 4 月第 1 次印刷
书号　ISBN 978 – 7 – 5132 – 8027 – 3

定价　58.00 元
网址　www.cptcm.com

服 务 热 线　010-64405510
购 书 热 线　010-89535836
维 权 打 假　010-64405753

微信服务号　**zgzyycbs**
微商城网址　**https://kdt.im/LIdUGr**
官 方 微 博　**http://e.weibo.com/cptcm**
天猫旗舰店网址　**https://zgzyycbs.tmall.com**

如有印装质量问题请与本社出版部联系（010-64405510）

董　序

谢文纬医生的大作《无字天书》，是关于易学符号系统的解读，是一部适应时代要求的创作。

一方面，在科学已经成为文明基础的当代，任何传统文化都要经受科学论证的考验。另一方面，当代文明的危机要求创造新科学，在传统文化中寻找新科学诞生的种子。

爱因斯坦在回答重大科学发现有无先驱者时强调，真理总是一次又一次地被重新发现，由强有力性格的人物按照他那个时代的需要重新加以刻勒。李约瑟后半生专于中国的科学和文明研究，发现中国传统文化中保存着"内在而未诞生的最充分意义上的科学"。他把新科学和新文明诞生的希望寄托于中国传统文化的复兴。

《无字天书》展示了重新发现易学真理的历史，从莱布尼茨到申伯格，终于作者本人的新发现——阴阳比。这可以看作是对爱因斯坦和李约瑟的一种呼应。

我们期待创新，就要提倡自由和尊重传统。自由是创造的前提，传统是创造的必要条件。

董光璧

2020 年 11 月 15 日

于海南老城盈滨海岸

自　序

　　《无字天书》是在疫情中写成的。疫情期间待在家中，有了比平时更多的时间思考和写书，对我来说是人生的享受。于是拿起放置多年的《易经》反复思考，当思索逐渐深入到《易经》的本源，探索和推演带来的各种顿悟和发现，不能不激起心中一次又一次的欣喜。我研究《易经》已有几十年，但从来不认为《易经》是用来算命的，《易经》的精髓不在周文王对卦辞爻辞的注释中，而是在无字的八卦、六十四卦、河图、洛书中，这是中国古代圣贤们在茫茫的夜空中，仰天望星，所悟到的宇宙真谛，其中蕴藏了宇宙最基本的衍生和运行规律。

　　从"无字天书"阴爻和阳爻的基本出发点进行阴阳推演，当然河图中也有阴阳的符号，并且显示了四象的阴阳比，但如何向两仪、八卦和六十四卦推演，一直是我心中不解的难题。因为百思不解，《易经》的研究便长期搁置在一边了。记得六年前，我带女儿到马来西亚出诊，在回国的飞机上，由于不能看手机，无事可做，于是想起了《易经》中不解的难题。我拿起几张纸和一支笔，反复演算，皱着眉头，依然不解，问题出在河图居中的"土"，阴阳比是阴十阳五，但在推演中，总感到土的阴阳比成为整体推演的障碍。伴着飞机的隆隆声，我陷入沉思，猛然间一个顿悟，立刻茅塞顿开。河图是古人观察的天象图，位于河图中央的土，实际上不是来自天象，而是古人或后人将我们居住的地球人为加进去的，所以在阴阳五行学说中，土是中枢，显示出了人的主观和自大。然而宇宙本源的规律都是客观的，主观的东西，必然会把人类的认识带偏。在阴阳比的推演中，如果我们忽略"土"的存在，忽略掉"5"和"0"，推演和计算将变得迎刃而解，于是宇宙中各个层次阴阳比的计算也就水到渠成。

然而当时我没有重写《易经》的计划，直到这次疫情，自己有了充足的时间，才完成了《无字天书》的写作。本书并不是宣传《易经》的算命预测之术，而是努力挖掘《易经》中的科学内涵，这是一部阐述《易经》正能量的书，是一部真正揭示《易经》真谛的书，其中的发现更是为未来新科技浪潮寻找新的思维模式。因此，我们要把握《易经》的本源和内涵，《易经》是老祖宗给我们留下的瑰宝，它的价值甚至排在中医之上。如果仅仅把《易经》看作是预测之书，说明没有真正读懂《易经》，至少还没领悟到《易经》的真谛。因此，本书的价值不是一般人能认识到的，中国科学院研究员董光璧先生在看了我的初稿后，给予了高度评价。他认为，阴阳比的推演和提出是易学史上的重大发现，为此，他为本书写了序。

本书完稿于两年前，辗转国内外，费尽周折，迟迟不能问世，始终处在难产之中。国外出版界虽有慧眼之士，但编辑却不懂《易经》，沟通困难。国内近几年，新出版的《易经》之书寥寥无几，可能因为《易经》的算命之术被视为宣传迷信，而我这本书则是摒弃传统《易经》的占卜算卦，努力挖掘《易经》的科学内涵，为中国的科技复兴和创新提供新的思维模式。现在中国中医药出版社首先出版本书，是因为易医同源，《易经》与中医本是同根生。我在《易经》中的重要发现，能被中医界首先认识使我倍感欣慰，而我自己也恰恰是一位老中医，现在仍在医学一线临诊。为了让读者能尽早领悟本书的价值和《易经》的科学内涵，我先简单介绍本书的两张重要卦图。

《易经》中六十四卦与 DNA 中 64 个遗传密码子的对应图，半个世纪前法国学者申伯格首次提出过类似的图，他还专门写了一部书，但他的对应图不是最好最合理的，而我书中所提出的对应图应该更合理更科学，遗传学家们可以根据我的这张图进行基因调控实验。现代遗传学只有反义密码的研究，可对病态基因进行封闭，相当于我在书中提到的"相生相克相合"中的相合作用，但如果他们同时能应用"相生相克"原理，就可进一步对基因进行微调的研究。如激发人的长寿基因，抑制病态基因。

我在书中还特别提到太玄九九八十一卦图，这在一般《易经》书中很少看到，当我带入了数字后，这张卦图立显《易经》的科学内涵。六十四卦图体现了二进位制，这使德国学者莱布尼兹开创了二进位制的应用时代，当今

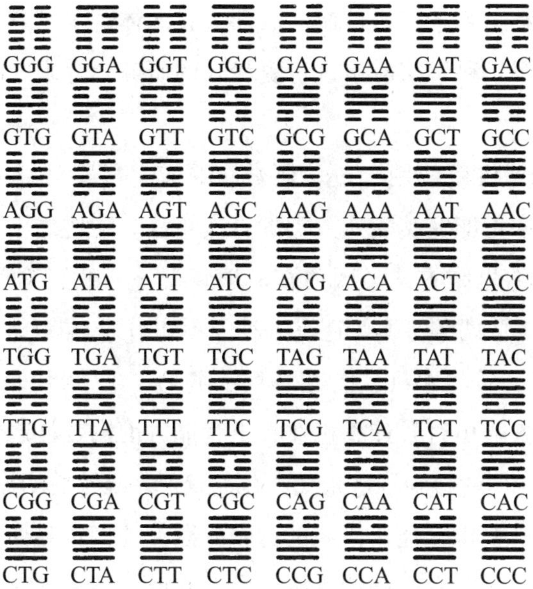

《易经》中六十四卦与DNA中64个遗传密码子的对应图

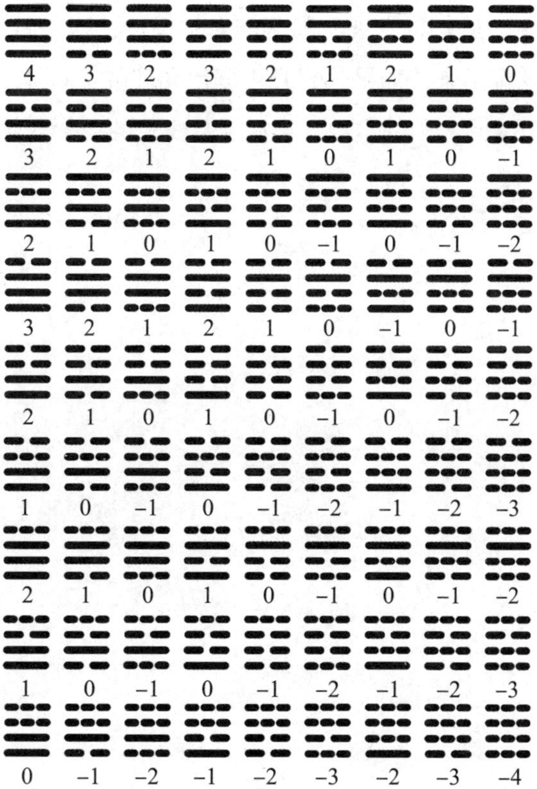

太玄九九八十一卦各爻相加数图

的计算机系统都是基于二进位制。然而太玄图体现了三进位制，三进位制比二进位制更重要，科学家应该进行更深入的研究，为未来计算机探索新的语言系统。

现今的计算机都使用二进位制数字系统，尽管计算非常简单，但其实二进位制逻辑并不能完美表达人类的真实想法。相比之下，三进位制逻辑更接近人类大脑的思维方式。因为在一般情况下，我们对问题的看法不该只有"是"和"否"两种答案，还有一种"不知道"。在三进制逻辑学中，符号"1"代表"是"；符号"–1"代表"否"；符号"0"可代表"不知道"。显然，这种逻辑表达方式更符合计算机在人工智能方面的发展趋势。当我把数字带入到太玄卦图后，就得到了这张太玄九九八十一卦各爻相加数图。

如果计算学机学家能读懂我的这张卦图，他们不难研究出新的三位制计算机系统，这将会引发一场计算机革命。由此，当你认真读完这部书后，你就会发现《易经》不只是一部占卜算卦之书，《易经》中包含着宇宙的秘密，包含着宇宙衍生、运行、发展、陨落的自然规律，这是科学的内涵，至今还未被我们完全挖掘出来。如果你想真正懂得和理解《易经》，请读这本书，跟随作者一起探索《易经》的本源，推演《易经》的科学内涵。

谢文纬

2022 年 12 月 12 日

前　言

我是北京中医学院七七级学生，那届大学生是"文化大革命"后恢复高考的第一届大学生。毕业后，我在一家三甲医院的中医科工作了一年半，然后去了美国克利夫兰市一所颇负盛名的私立大学学习了一年，接着到了更为著名的克利夫兰临床中心做了一年的医学实验研究。之后，我在美国医学院首开中医课，这门课吸引了不少美国西医学生，记得第一学期有9个学生，第二学期增加到16个学生。此外，我还在克利夫兰的社会大学和一个格式塔心理学家的团体中传授中医。在讲中医时，我发现西方人除了对中医感兴趣外，对中国古代的《易经》似乎更有兴趣，可那个时候我对《易经》一无所知。

回国后，我曾买了几本有关《易经》的书，但感到很难读懂。然而大约三十年前的一次偶然机会，我跟随母亲李瑞芬和于若木及几位专家去南方与企业合作搞开发，当时于若木是中国美食委员会名誉会长，我的母亲是中国美食委员会执行会长。记得于会长当时请了一位易经大师郑天承老师，而我作为一位中医专家，每次都被安排与他同一房间休息，这样我们就有了交流的机会。郑老师的《易经》知识完全是师承的，几十年前他坐在公园的椅子上读一本《周易》，巧遇一位老者，不仅得到了他的指点，而且幸运地成为他的关门弟子。这个故事有点儿像当年秦末汉初的张良，在桥上遇到黄石公，老人故意将鞋扔到桥下，张良将鞋拾起，并帮老人穿上，于是得到了黄石公的信任，并送给他一部兵书。后来张良成为刘邦的谋士，帮刘邦打下江山。然而郑老师并没有得到任何秘籍，可是老人却用三年时间，每夜对他口传心授，所以郑老师手中虽然没有老人留下任何文字的东西，但他的脑中却留下了许多《易经》的真知灼见。

在十几天与郑老师朝夕相处的日子里，郑老师没有和我专门讲过《易经》，他只是和我天南海北地聊天，但他无论谈到要开发的产品，还是谈到我的专业中医、经络等话题，却处处贯彻了《易经》的思想，常常使我听得如痴如醉。那时正值 20 个世纪 90 年代初，郑老师曾预言，在 21 世纪地球会有很多灾难，除了地震、海啸，还会有很多瘟疫，因为地球要过银河系的三角区，我不知道他是如何测算出来的，但如今地球上的灾难却被他一一言中。郑老师没有传授我任何文字的东西，但他却开启了我心中对《易经》探索和研究的欲望。师傅领进门，修行靠个人。《易经》不过是向我们揭示了宇宙的基本符号，但《易经》又是一部介绍宇宙万物运动规律的天书。学习《易经》要靠悟性，一百个研究者可能会悟出一百个不同创造思维的火花，但只要是按照《易经》体系推出的，都会有价值和意义，因为万变不离其宗。自此，我便对古人留下的这部天书开始了持之以恒的研究和探索，我的第一本书《易经与东方营养学》出版于 1995 年。

由于我对《易经》的痴迷源于郑老师，但要想再见到郑老师却是件难事，因为高人常常去过隐居的生活，当《易经与东方营养学》的书稿完成后，我就只得在母亲的陪同下到中南海找于若木会长，因为郑老师毕竟是她为我介绍的。我希望于会长能为这本书提个字，没想到她竟爽快地答应了。

道以易为源
民以食为天
题赠
《易经与东方营养学》
乙亥二月廿八日于若木

于若木为《易经与东方营养学》题字

　　十年后，我出版了第二本与《易经》有关的书，题目为《两部天书的对话——易经与DNA》，这本书虽然印了6000册，如今却很难买到，偶尔在孔夫子书店可看到这本书，标价都是几百元；虽然它的精简版还保留在我的另一本书《有毒抗癌与无毒抗癌——我的医学思考》中，然而这本书的标价也在百元之上。

　　现在我推出《无字天书》，相信会一石激起千层浪，因为我对《易经》进行了全新的解读。在我看来《易经》的本源和精髓，仅仅是无字部分，那就是阴爻、阳爻，这是卦的基本符号，也是宇宙的基本符号。无极生太极，太极生两仪，两仪生四象，四象生八卦，八卦成六十四卦。这是宇宙的衍生规律，而八卦和六十四卦则反映了宇宙阴阳变化运动的规律。还有无字的太极图、河图、洛书也很重要，这是古人仰天观星象，直接从宇宙中悟出的玄机。《易经》的本源和精髓全部在无字的图象和卦中，仅此而已。

　　至于有字的《易经》则引入了人为的东西，并不能全部反映宇宙的本源，至少大打折扣，甚至有悖于宇宙的规律，并把我们带入歧路，无论是失传的《连山》《归藏》，还是被世代相传的《周易》，一旦有了文字的注释和解读，就很容易把我们引入一个狭隘的领域，《周易》不过是一部占卜之书，最多只能获得诸多算命先生的共鸣。然而一位西方的大科学家莱布尼茨，他不懂中文，更不懂周文王对卦辞爻辞的注释，但却看懂了无字的六十四卦图，他悟出了自己发明的二进制居然与中国古代的六十四卦图完全一致。另一位法国学者申伯格，同样从无字的六十四卦中发现了现代分子细胞学中64个遗传密码子居然和六十四卦完全对应。可见《易经》中的科学内涵在无字的《易经》中，而不是存在周文王的文字中。

　　《无字天书》一改传统只讲卦辞爻辞以及算卦投骰的方法，我的重点是探讨《易经》的本源，那就是无字的卦符阴爻和阳爻、太极图、河图、洛书、八卦、六十四卦，并且进行逻辑和数理的推演。有关《易经》的书浩如烟海，但多为说卦算命之书，而我的书揭开了《易经》的科学内涵，向世界展示了中国古代文明的大智慧。特别是我第一次创新地提出了阴阳比概念，这是《易经》中非常重要的内容。

　　当推演出《易经》各个卦系不同的阴阳比后，便揭示了宇宙中各个层次都有一定数的阴阳体，并且因阴阳比的不同，使阴阳体各不相同，但在每个层次的总体上，所有的阴阳体既是对立的，又是互补的，并且是对称和平衡的。宇宙中因各种阴阳体的阴阳比不同，从而产生阴阳比不同的偏阴或偏阳体，它们之间产生了本能的相吸、相斥、中和的关系，这使得宇宙始终处在不断变化中，时而阴阳失衡，在宇宙的某一层面或局部处于无序，但宇宙在总体上，在一个层面或局部又是互补、对称和平衡的，因此无序终归变为有序，阴阳失衡终归重新达到平衡。我们能精确算出各个卦系每个卦的阴阳比，从而推导出宇宙各个阴阳体的阴阳比数，这应该是宇宙的定数。虽然宇宙万物千差万别，但就是因为宇宙中各个层次的阴阳体和阴阳比是个定数，所以宇宙又是相似和统一的。而相似论、宇宙统一论、生物全息论都证明了这一点。

我们的时代似乎正处在人类又一次科技浪潮的前夜，我们需要一代创新型人才，西方科学的线性逻辑思维已经不足以满足我们不断进取的创新要求，我们需要更先进的多维具有时空概念的思维，一个使我们耳目一新的创新思维方式。而我们的老祖宗在几千年前已经向我们提供了这种思维模式，那就是《易经》。

如果你有兴趣读我对《易经》的全新解读，如果你想探索《易经》的科学内涵，如果你想从《易经》中吸取或悟出创新的火花，那么就请仔细揣摩我的《无字天书》，你将会进入另一个全新的思维世界。

谢文纬

2022 年 10 月

目　录

第一章

世界之谜——《易经》

第一节 从李约瑟难题谈中国古代文明的源头

李约瑟是英国近代生物化学家、科学技术史专家，他在20世纪40年代任英国驻华大使馆科学参赞时期，对中华文明产生了浓厚的兴趣，并进行研究。他所著的《中国的科学与文明》一书在全世界影响深远，他在著作中提出了李约瑟难题，即尽管中国古代对人类科技发展做出了很多重要贡献，世界古代发明的一半以上来源于中国，但为什么现代科学起源于西欧而不是中国呢？简单说，为何中国没有产生科学呢？

爱因斯坦认为，西方科学的发展是以两个伟大的成就为基础，一个是希腊哲学家发明的形式逻辑体系，另一个是可以找出因果关系的科学实验方法。而古代中国不具备"形式逻辑体系和通过科学实验发现因果关系"这两个基础，所以古代中国没有产生科学，中国古代的一切技术只能归结为经验技术，而非科学技术。

然而值得惊奇的是，西方科学家后来做出的成果，有不少被中国古代科学家早就做出来了，这是什么原因呢？原因之一便是中国古代科学家懂《易经》，掌握了古代西方科学家们不曾掌握的一把打开宇宙迷宫之门的金钥匙。所以中国古代科学家能够更早更快地破译许多宇宙之谜。

现代科学起源于古希腊文明，而古希腊哲学起到了举足轻重的作用。苏格拉底、柏拉图和亚里士多德三代师生是最具代表的人物，他们不仅创立了今天的西方哲学思想，也促发了当年科学的产生。研究其中的原因，可能是古希腊人对物质的欲望看得较淡，即使统治者也是如此，这与古埃及和古代中国完全不同。然而古希腊人的精神世界则相对比较丰富，并且充满理性探索的精神。

古希腊的哲学家们先提出世界的本原问题，他们反对过去流传的种种神话创世说，认为世界的本原是一些物质性的元素，如水、气、火等；他们最早用自然本身来解释世界的生成，成为了西方最早的唯物主义哲学家。他们从实体的连续变化历程及生死的交替更迭中，想到宇宙应该有一个共同的本原，必定有某种永恒之物，那就是最初的某物。他们在做出这种判断和认识的过程中用的不是实验方法，而是缜密的理性推理和对宇宙的直接观察。

此外，值得一提的是毕达哥拉斯，他不仅是古希腊的哲学家，也是古希腊的数学家，他是勾股定理的首先发现者。然而古埃及、古代中国和古印度也在很早就观察到了直角三角形这个现象，那么为什么勾股定理却偏偏归属于毕达哥拉斯呢？因为其他国家的人只是根据经验总结出一个结论，然后举出一些具体的例子，而毕达哥拉斯却把它上升成一个定理，并且根据逻辑而不是实验证明了它。这样，他就把代数和几何统一起来了，并通过逻辑推演的方式而不是经验和测量的方式，得到数学结论，这就完成了数学从具体到抽象的第一步，而逻辑的推演造就了最初的科学萌芽。

由此看来，逻辑推演在将一个民族古老的文明引向科学有着重要意义。逻辑推演是以概念为思维材料，以语言为载体，以抽象性为主要特征，通过概念、判断进行推理。推演是从一个思想概念推移到另一个思想概念的逻辑过程，这可使粗浅的理论不断深入和完整。这种思维方法或许是我们民族最为缺失的，使得我们古代璀璨的文明，我们光彩夺目的瑰宝，至今还停留在原始状态，例如《易经》和中医。因此，本书的副标题为：《易经》的本源和推演，正是试图探索《易经》最本源的东西，然后再将数字引入《易经》的无字系统进行推演，从而挖掘出《易经》中的科学内涵，为我们正在到来的第四次科技革命提供思维模式，为我们中华民族的复兴做出贡献。

东西方古文明的不同，单从文字上就可表现出它们的差异。西方人擅长逻辑思维，喜欢简单的符号，使用拼音作为语言；中国人擅长形象思维，使用象形文字。这种差异导致了中西方人的思维不同，西方人习惯于直线思维，思维方式单一；中国人喜欢多维思维，思维方式是曲线的、整体的。由于现代科学是建立在西方人的思维基础上的，而单维、线性的思维是建立在实验、数据分析、判断和推论上的，这种思维模式在科学发展的初期和中期曾经大放异彩，使用上得心应手，但当科学进入以资讯化为特点的人类第四次科技浪潮时代就显得力不从心了，单维、线性的思维往往不能胜任目前互联网、人工智能、5G、区块链、生物基因调控等高科技的发展。因此当代科技急需新的多维、整体的思维模式，作为中华文明总源头的《易经》正是这样的一种思维体系。然而遗憾的是，《周易》在我们中国人面前，只是一个科学和迷信的混合体。我们需要做的是将《易经》外面的神秘外衣揭开，将迷信剥去，将泥巴洗净，将《易经》中的科学内涵挖掘出来。

《易经》的确很难读懂，常常被视为天书。在中国古代被称为"群经之首"，但更确切地说，《易经》应该是"群经之源"，《易经》是中华文明的总源头。伏羲是上古的部落首领，被尊奉为创世神。大约6500年前，传说伏羲在淮阳创造了八卦图。淮阳城四面环水，在城东北一里处的湖面上有一座土丘，这里就是伏羲画先天八卦的地方，故名画卦台。伏羲用一条长横线"—"代表"阳"，两条短线"--"代表"阴"，继而画出的乾、坤、兑、巽、震、坎、离、艮八卦图，一转一动，阴阳消长，变化无穷。

《易经·系辞》说："古者包牺氏之王天下也，仰则观象于天，俯则观法于地，观鸟兽之文与地之宜，近取诸身，远取诸物，于是始作八卦。"伏羲画八卦时，属于史前时期，还没有文字，伏羲作为各部落之王，直接观天察地，悟出了宇宙最基本的规律，并用符号代之，画出先天八卦，这应该是最贴近宇宙本质和规律的无字天书，也是中华文明的总源头。至于《周易》的产生，那是3000年以后的事情，之前还有《连山》和《归藏》。夏代的《连山》、商代的《归藏》和周代的《周易》，被称为三易。《新论正经》中说："《连山》八万言，《归藏》四千三百言。"但《连山》与《归藏》早已失传，而后世所传的《周易》只是在西周时期形成的占筮典籍，充其量是一本占卜之书。

然而无论是《周易》，还是《连山》《归藏》都是有字天书，在我看来有字天书价值不大，因为有了人为的曲解，就不能反映宇宙真正的本相，所以只有无字天书才是真正能反映宇宙本质和运行规律的，而有字天书由于增加了人的主观因素，与《易经》的本源会有背离，或者将《易经》带入一个狭小的领域，甚至引入歧路。《周易》的诞生，相传周文王被商纣王囚禁在狱中，周文王胸怀大志，自强不息，在狱中总结夏商两代八卦的精华，将伏羲八卦演绎成六十四卦，三百八十四爻，卦有卦辞，爻有爻辞，遂写成《周易》

这部旷世之作，后世尊奉为圣书，历代注释解读之书可谓无数。然而在我看来，《周易》并不能代表《易经》的本源和精髓，只是周文王个人的解读和体会，他把《易经》解读为一部占卜之书，一部算命之书，从此把《易经》带入一个狭小的低水平甚至低俗的领域，使多少人围绕《周易》研究卦辞、爻辞和各种起卦的方法，这包括许多易经大师，也包括诸多街头摆摊的算命先生，实际上是把我们引入了歧路，或者说是周文王把我们带到沟里去了。

我认为，研究《易经》一定要研究它的本源，那么什么是《易经》的本源呢？我认为最贴近宇宙本质和其运行规律的是无字的卦符和图像，这包括伏羲先天八卦、六十四卦、太极图、河图、洛书，这是真正能反映宇宙本源的无字天书，这应该是我们研究的重点，而对于有字天书，诸如《周易》和失传的《连山》《归藏》，我们几乎可以忽略。

这就是本书与其他《易经》之书的不同之处。

第二节 《易经》的精髓不是占卜，而是宇宙天道

荀子云：善易者不占。意思是非常精通《易经》的人，不占卜。因为善易者，通达天道宇宙玄机，无需占卜。孔子说：不语怪力乱神。意思是说我们研究《易经》，要多着眼对宇宙进行概括，无论是阴阳、八卦、六十四卦的符号，还是它们之间的流转变化，都显露出了宇宙的规律，因此讲述可以不用言语，而用符号就足以表达。

其实任何人只要能掌握天地运行的规律，洞悉其变化的规律，都可以预知事物的来龙去脉，并不需要靠占卜。例如秦末汉初的张良得到高人指点后，精通易理。他将《奇门遁甲》精简为十八局，包括阴遁九局和阳遁九局，成为当时举世的军事家。他作为刘邦的谋士，帮刘邦打下汉朝江山。而诸葛亮也精通易学，擅长排兵布阵，创作八阵图。相传，八阵图有 365 种变化，诸

葛亮辅佐刘备，在战场上神机妙算，被称为天下奇才。

唐代的袁天罡和李淳风也是精通《易经》的高人，他们合著的《推背图》，并不是靠占卜，据传二人是背靠背，从早推论到晚，预言之精准，让人称奇，真正达到了上知天文，下知地理的境界。而宋代的陈抟，人称"陈抟老祖"，将老庄思想、道家方术、儒家思想、佛家观念融会贯通。令人惊奇的是，他公布了河图、洛书。明初的刘伯温通经史、晓天文、精兵法，以易学术数辅佐朱元璋完成帝业。相传刘伯温前知五百年，后知五百年，但并不是靠占卜，而是靠对易理、易图、易卦的理解和领悟。

因此，对占卜神化或迷信，把占卜看作《易经》的精髓是一种误解。对《易经》来说，更为重要的是无字卦符和图像，因为这是古人对宇宙、大自然、物质世界直接观察获得的最原始信息，易卦、太极图、河图、洛书客观、真实地反映了宇宙的本质和运行规律，自然也包含了科学的内涵。科学的概念是什么呢？西方人这样解释，科学是正确反映世界本质与规律的理论；而东方人却这样解释，科学是宇宙之道。"道"是宇宙的本源与主宰者，它无所不包、无所不在，它是一切的开始，是万事万物的生化者。《道德经》云："道生一，一生二，二生三，三生万物。"老子所说的"道"，既是指宇宙的本体，也是指自然的规律。

《易经》作为宇宙的符号，特别是阴爻和阳爻的排列组合，使伏羲最先画出八卦。经过几千年，周文王又推演成六十四卦，成为《易经》阴阳变化的模式。这个阴阳模式是宇宙最大的系统，其大无外，其小无内，广大精微，无所不包。例如大可解释太阳系、银河系、各种星球，小可解释分子、原子、质子、电子、夸克、中微子的运行规律。然而无字的《易经》模式如果有了文字的注释，或许就不再成为宇宙的模式，而成为一家之言。因为人只是从个人的角度去考虑，往往只看到问题的一个方面，最多是见仁见智，各持己见而已。例如周文王为六十四卦做了卦辞爻辞后，《周易》就沦为了一部占卜之书。而占卜不可能完全准确解释宇宙，因此不是科学，最多是预测学，所以《周易》作为占卜之书不能成为《易经》的精髓，尽管由于《周易》采用了反映宇宙阴阳变化的六十四卦，或许能够提高占卜的准确率，但对未来发生之事，再高明的易经大师也不可能百分之百算准，只能预测大概如此，不能预测必然如此，所以预测学不能成为科学。我认为，《周易》不是《易经》的精髓，只不过是周文王的一家之言，因此我们研究《易经》时不必太重视，甚至可以忽略，而应把重点放在更为古老的无字《易经》的研究上，揣摩远古的智慧，因为这才是《易经》的本源。

《易经》的本源不是占卜，而是宇宙之道。古代的圣人就是这样认为的，孔子明解《易经》，称其为天命；老子暗解《易经》，称其为天道。孔子是如何诠释道和《易经》的呢？《易经·系辞上传》云："易与天地准，故能弥纶天地之道。"就是说《易经》是以天地变化规律为准则，所以能够将天地间的一切道全部包容在内。而宇宙之道，用一句最简单的话概括说，孔子又是如何诠释的呢？那就是在全世界广泛流传的被奉为经典的那句话。孔子在《易经·系辞上传》说"一阴一阳之谓道"，就是说宇宙间的一切变化，无不是相互对应的阴与阳的作用。宇宙之道就是阴阳之道，如果《易经》的阴阳之道能够解释宇宙的一切，那么《易经》就是科学，至少从《易经》中可以推演出科学。

老子的《道德经》只有五千字，被称为"东方圣经"。虽然老子并没有直接提及《易经》，但全文却贯穿了《易经》的阴阳之道。老子开篇讲："道可道，非常道。"意思是说，道若可以言说，就不是永恒常在之道。也就是说道是客观存在的自然规律，不是可以通过人为言语的。那么天道究竟是什么呢？老子说："万物负阴而抱阳，冲气以为和。"意思是说万物都背阴而抱阳，阴阳二气交互作用生成和谐状态。也就是说宇宙的天道就是宇宙的阴阳之道，这是宇宙的永恒之道，也是《易经》的精髓。

我们的世界是阴阳世界，我们共存宇宙的本质和运行规律就是阴阳，而这种客观存在的宇宙基本规律居然被我们远古的祖先朦朦胧胧地观察到了，并且用无字的先天八卦图、太极图、河图、洛书表述出了宇宙的本质与运行规律，也就是宇宙的阴阳之道。

阴阳代表宇宙中一切事物的最基本对立关系，是万物运动变化的本源，古人观察到自然界中各种对立又相联系的自然现象，如天地、日月、昼夜、男女、上下、好坏等，而在《易经》中则用最简单的符号表达，那就是阴爻和阳爻。易医同源，《易经》的阴阳观在中医中的应用也相当普遍，如中医在临床上，将证分阴阳，脉分阴阳，药分阴阳，脏腑分阴阳，一天之内分阴阳，一年四季分阴阳，体质分阴阳。这种指导思想，使中医比任何国家的传统医学都要有效和发达。此外，古今中外的其他一切学问，都离不开阴阳规律。例如哲学中的矛盾，质与量，肯定与否定；数学中的正与负，实数与虚数，常量与变量，微分与积分；力学中的静止与运动，作用力与反作用力；物理学中的正电与负电，磁场的阳极与阴极，粒子与反粒子；化学中的金属与非金属，酸性与碱性，阳离子与阴离子，氧化与还原；生物学中的无性与有性，公与母，光合作用与呼吸作用，遗传与变异等。

第三节 为何西方大科学家青睐《易经》

《易经》的阴阳观并不是一般人理解的那样简单和机械，任何事物都分阴阳，即一半阴一半阳。《易经》所揭示的宇宙是动态的，不断变化的，同时又是有序的。宇宙自大爆炸那一瞬间起，就遵循了《易经》的衍生理论，即无极生太极，太极生两仪，两仪生四象，四象生八卦，八卦还可衍生为六十四卦，以致无穷。这样，宇宙就在不断的衍生中，在不同层次派生出了无数阴阳体。历代易学家对六十四卦卦辞和爻辞的解读其实并不重要，我认为六十四卦最为重要的是每个卦的阴阳比不同，每个卦可以看作是一个阴阳体，正是因为阴阳体中的阴阳比不同而使宇宙中各种物质或事物相互区别，但所有的阴阳体都是动态的，不断变化的。由于阴阳体的阴阳比差异，使它们之间产生相互吸引、排斥、中和的关系，维持着宇宙万物之间不平衡与平衡的关系。而这种关系存在于宇宙的各个层次和角落，大到各个银河系、太阳系、各种星球，中到自然界人可触到的万物，小到微生物和微观的分子、原子、粒子、质子等，以及正物质和反物质，暗物质和明物质所在的各个区域。

《易经》的精髓和本源就是最远古的无字天书，即八卦、六十四卦、太极图，这些图像和符号表述了宇宙的阴阳之道；而河图、洛书则直接揭示了四象的阴阳比，经过推演，可测知六十四卦各卦的阴阳比，从而可精确测知宇宙中万物不同的阴阳比。这样，远古《易经》的宇宙阴阳之道有可能通过数字的引入变得清晰，从而使《易经》的宇宙阴阳之道，不仅可以定性，而且可以定量，将《易经》推向科学。

　　《易经》从无字天书转向有字天书应该是个关键点，第一个注释和解读者具有权威性，何况又是周文王，因此《周易》被奉为圣经，当然也是因为夏朝的《连山》和商朝的《归藏》失传，成全了《周易》。然而从此看得懂文字的中国人就被套在《周易》的框架中，费尽心机试图领会《周易》的内涵，然而他们却从此被陷在卦辞和爻辞难涩的文字中不能自拔，而外国人因为看不懂文字，只能看无字的卦和太极图，却领悟出了宇宙中的玄机。当然河图、洛书也是无字天书，但对外国人来说，要看懂却不大容易，然而对西方的大科学来说，六十四卦和太极图已经足够了，因为他们在研究中不时受到启发和顿悟，发现了宇宙中许多惊天动地的秘密。

　　三百多年前，德国出了一名奇才，他就是著名的哲学家、数学家莱布尼茨。莱布尼茨兴趣极为广泛，以至于他将兴趣"触角"也伸向了中国。1697年12月，在与法国传教士白晋的通信中，莱布尼茨阐明了自己的二进制观点与设想，并希望白晋把它推荐给康熙皇帝。同年11月，白晋回复了一封长信，让莱布尼茨十分震惊。白晋在信中说："你不应该把二进制视为一门新科学，因为中国的伏羲早已发明了。"他建议莱布尼茨用中国的六爻来说明二进制，并附寄了伏羲先天六十四卦图。莱布尼茨看完伏羲易图后，认为伏羲才是二进制的创始人，卦爻图应该是科学史上最古老的里程碑。之后，莱布尼茨完成了递交给法国科学院的论文，题目为《关于仅用0与1两个符号的二进制算术的说明，并附其应用以及据此解释古代中国伏羲图的探讨》。莱布尼茨不但阐明了二进制，而且高度肯定了中国的《易经》。他为几千年前中国圣人的创造与自己的发现相一致而高兴，并为自己解开了《易经》之谜而欣喜若狂。时至今日，二进制已经广泛运用到计算机等科学领域内。

　　美国物理学家卡普拉认为，太极图的运动变化原理与动力学的模型一致，而且八卦也同强子的八重态对应。他称《易经》为圣书。在其惊世之作《物理学之道——近代物理学与东方神秘主义》一书中指出："本世纪初和三十年代中期，根本改变了物理学的整个局面，相对论和量子物理学各自的发展颠覆了牛顿宇宙观的最重要概念。人们开始认识到，宇宙是一个动态不可分割的整体。"他还指出："东方神秘主义提供了一个协调一致和尽美尽善的哲学框架，它能容纳物理学领域最先进的理论。"量子力学的发展，使西方切割分析还原论走到了尽头，开始从东方"天人合一，宇宙全息"的整体观中寻找思路。

荣格是瑞士心理学家，他和弗洛伊德是好友，对《易经》非常推崇，他曾出版过一本书《东洋冥想的心理学——从易经到禅》，在书中他说："谈到世界人类惟一的智慧宝典，首推中国的《易经》。在科学方面，我们所得出的定律常是短命的，或被后来的事实所推翻，惟独中国的《易经》经久不衰，相距六千年之久，依然具有价值，而与最新的原子物理学颇多相同的地方。"荣格对西方的实验学颇有微词，在书中他说："我们在实验室里，需要极严格地限制其状况后，才能得到不变而可靠的自然规律。但假如我们让事物顺其本性发展，我们可以见到完全不同的图像：每一历程或偏或全都要受到几率的干扰，这种情况极为普遍，因此在自然的情况下，能完全符合规律的事件反倒是例外。"荣格极为看重的是《易经》的思维模式，认为其表现出两个特点：第一，有意义的偶然；第二，共时性的联想。

然而《易经》在中西方却有着不同的认识和影响力。中国民间多认为《易经》是一部算命之书。而西方读者则认为，《易经》是助人思考的"智慧之书"。《易经》和《道德经》大约在16世纪传入欧洲，因为当时这两部经典只在少数精英中流传，影响较小，而且由于文化差异和翻译水平一般，当时欧洲人很难领会这两部东方经典的精髓，甚至还闹出笑话。比如黑格尔第一次看到《易经》时，认为太极图很奇怪，看起来像一条蛇在追咬自己的尾巴。但黑格尔最终认为，《易经》代表了中国人的智慧，他们从人类心灵所创造的图形和形象中，可以找出人之所以为人的道理，这是一种伟大的思想。

近些年来，国外又掀起一股研究《易经》的浪潮。《易经》研究在当代国际范围内的全面兴起，既与中国内地和港台地区乃至整个东亚易学的复兴密切相关，也为西方易学本身的演进所推动。不少科学家惊奇地发现，他们的许多科学理论成果与《易经》的八卦竟如此奇妙地吻合。

当人类社会进入了 21 世纪，随着我们华夏民族的崛起，东方文明的经典日益受到西方世界的关注。当今科技的发达已经进入到一个崭新的高度，好像人类已经无所不能，只要有需求，就会开动科技这部机器，满足人类愈来愈大的欲望，无止境地索取却让我们赖以生存的星球不堪重负，能源枯竭、环保生态、贫困人口等问题已经成为全人类需要共同面对的问题。西方已有不少有识之士开始重温东方先哲那种"阴阳平衡""道法自然"的哲学思想，认为这才是人类未来的发展方向。近代哲学家冯友兰在几十前曾说过:《易经》不仅是中国的，也是东方的，更是世界的，不仅是古代的，也是现代的，更是未来的。

第二章

太极与宇宙

第一节　太极图

据历史上传说，太极图来自西汉隐士河上公，东汉魏伯阳得之以作《周易参同契》。五代十国时期，钟离权把此图传给吕洞宾，吕洞宾与陈抟一同隐居在华山，遂传授给陈抟。陈抟是睡仙，据说活了118岁，他是北宋著名的道家。陈抟把太极图传给他的学生种放，种放传给穆修，穆修传给了周敦颐。周敦颐是北宋著名理学家，他写了一篇《太极图说》注解这幅图，曰："无极而太极。太极动而生阳，动极而静，静而生阴，静极复动。一动一静，互为其根。分阴分阳，两仪立焉。"

然而据现代考证，太极图产生的年代实际上大大早于宋代。考证西周晚期文物，发现有近似阴阳鱼太极图的图案，陕西永靖出土的约五千年前的双耳彩陶壶上有双龙古太极图，而商代及西周多件青铜器上，也有雌雄双龙相互缠绕之太极图。还有人认为太极图起源于原始时代，或人类文明以前上几次文明毁灭时遗留下来的唯一信物。当然也有人认为，太极图是外星人带给地球人的宇宙符号。

现在我们看到的太极图，大多是周敦颐所传，他将道家修炼之图改为天地万物生成图式，认为太极是宇宙的本体。

然而太极阴阳图毕竟从来没有在宋代以前的书籍中出现过，宋代学者朱熹直到晚年也没有看到这张图，后来派人到深山老林寻找，才终于从隐居的道士手中获得，这是他们在修炼内丹气功时所画诸多图形中概括性最强又最简易的一张图。朱熹将太极图解释为道家内丹修炼图。浙江大学束景南教授根据朱熹的认识，应用量子力学、气功学、中医学等理论，结合先进的科学仪器进行试验，发现气功状态下的人脑电图，竟然就是一张太极图，他在《中医的养生保健机理探讨》一文中揭示："太极图是人体气功功能态下内景感受（或内视）记录的丹象。"所以可以说太极阴阳图是东方人中功夫高深者，在气功状态时大脑所出现的内景图像，是他们在与大自然的信息沟通中，所感知到的宇宙中最原始和最基本的影像图。

我们无法考证伏羲在玉石上所发现的太极阴阳图，究竟是外星人带给地球人的宇宙符号，还是史前文明遗留下来的文化标记；我们也无法考证是不是古老的祖先在观天察地与自然界进行天人合一的沟通时所获得的信息，如在做吐纳功时，悟到内景图像，并将其刻画在玉石上。然而有一点是肯定的，太极阴阳图是我们东方文明的源头，是东方文化之根。

1972 年 10 月 23 日，诺贝尔奖获得者物理学家李政道博士在香港大学发表演讲中说："太极图画中所包含的抽象概念已超过了物理上的基础理论，而其形态动荡，更深刻地表达了从宇宙、星云乃至电子……的一切形成。"

太极阴阳图虽然简单，但却代表了宇宙的基本符号，虽被世人看得如此神秘，实际上是一张原始天文图。太极图看上去是张平面图，所以最容易被人们接受的解释或许是古人立竿测日影所得。古人通过立竿测日影，得到太阳运动立体投影图，将一日的阴影部分用黑色描出来，即成太极图。古人同样可通过原始立竿测日影仪测一年二十四节气的日影，把每个节气的阴阳线分界点的轨迹相连接，得到阴阳鱼的交界线，同样也能得到一张完美无缺的太极图。它展示了以太阳为中心的天体运动，也披露了宇宙万物运动的最基本规律。

图 2-1 展示的，可以说是张标准的阴阳模型图，鱼外形为圆，里边有一曲线平均分隔着一黑一白两条鱼的图案，这就是举世闻名的道教阴阳鱼图。两条阴阳鱼大小一样，体现了阴阳平衡。黑鱼中的白眼睛，白鱼中的黑眼睛体现了阴中有阳、阳中有阴，表明了阴阳互根和阴阳相互转化的关系。然而这只是对阴阳初浅和简单的认识，因为这张标准的阴阳图似乎过于模型化，显得静态有余、动态不足，所以我们要引出另一张太极图，即图 2-2。

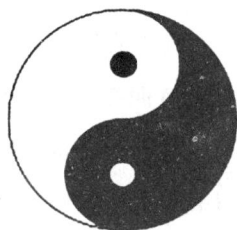

图 2-1　太极阴阳图

从图 2-2 中，我们似乎看到了更为动态的阴阳变化。我们暂且不要把它看成是一张静止的平面图，而是要把它看成是立体的、动态的图像，这时你就会发现真正的太极之象，两条阴阳鱼会立起来，呈漩涡状交纽在一起，并且呈螺旋运动，于是宇宙的内涵被揭示了。

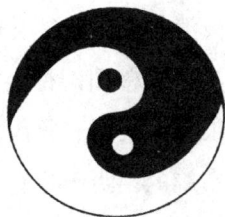

图 2-2 古太极图

在图 2-2 中的阴阳，虽然也是平均分隔着的，但其中的曲线会给我们更具"动象"的感觉，因此它向我们揭示了这条曲线在阴阳鱼图中起着关键的作用，它不仅对一阴一阳两条鱼起平衡、制约的作用，而且还揭示了两条鱼始终都处在运动和变化的状态之中。阴阳鱼的运行可以是一逆一顺的，如果白鱼的旋转方向是顺时针运行，那么黑鱼的旋转方向应该是逆时针运行。

一白一黑两条鱼的眼睛则表示宇宙间万事万物之间存在着的一种相互融合的"你中有我，我中有你"的必然联系。白鱼的鱼体和其中的黑眼睛，黑鱼的鱼体和其中的白眼睛，运行也可以是一逆一顺的，体现了宇宙中不同层次的螺旋互动。

还有一种传说认为，太极图是远古时代传下来的一张图，据邵雍说："伏羲之易，初无文字只有一图寓其象数。"伏羲所作先天八卦根于太极图，伏羲在位 115 年，距今大约 6500 年前，那时中国正处于古代原始社会的渔猎畜牧时代。据传太极图出现在黄河、洛水之间，伏羲氏在被洪水冲击出土的玉石上发现了太极图，加上个人仰观俯察的各种体会，才画出先天八卦。

太极图是线条最简洁、图像最简单的图案，同时它又是最博大精深、内涵最丰富、造型最完美的图案，古今中外没有哪个图案有如此深刻的意境，它可以概括宇宙本源。一个简单的太极图，可以揭示出宇宙、生命、物质的起源及其发生、发展和运动的自然规律。

宇宙无限大，所以称为太极，但是宇宙又是有形的，即有实质的内容。按易学的观点，有形的东西来自于无形，所以无极而太极。太极这个实体是运动不息的，即宇宙在运动，动则产生阳气，动到一定程度，便出现相对静止，静则产生阴气，如此一动一静，阴阳之气互为其根，运转无穷。

太极的基本原理是阴阳两极，两极既对立又包含，这就是"S"曲线的作用，即矛盾的统一，各自以对方的存在作为自身存在的条件，两极此消彼长，彼消此长，连绵不断地做转换运动。

太极图的种类很多，除了上述半圆式阴阳鱼太极图、古太极图外，还有来氏太极图、郭氏太极图、周氏立式太极图等。此外，太极图有左旋的，有右旋的；阴阳鱼有上下分的，有左右分的；但无论是哪种太极图，都只是证明了一阴一阳谓之道，太极图用阴阳二鱼相互追逐，表示宇宙中万物阴阳交替动态变化的规律。

说到东方人的思维，没有比太极阴阳更具代表性的了。太极阴阳表述的内容极为广泛，是无所不容的，因为宇宙中任何层次的事物都可以用太极阴阳文化进行解析。太极阴阳文化展现给你的是一张图，如果你没有这方面的知识，你的认识或许只是零。然而你一旦理解了它，就知道它是无所不容的文化，如果你学会应用它，就几乎可以剖析和认知一切事物了。因此太极阴阳文化蕴涵的内容是很难用语言和文字表达的，它是"无言而无不言"的表述方法。它用最简单的阴阳鱼图向我们表述宇宙是什么。一方面它也许什么都没有告诉我们，但另一方面它又把什么都告诉了我们。它告诉了我们宇宙的基本形式，告诉了我们宇宙的内涵，告诉了我们宇宙中所有事物发展、形成、衰老、死亡的变化规律。

第二节　细说太极图

关于太极图的起源，在我看来，最有可能是中华古人用竹竿测日影得到的投影图像；另一最大可能是古代圣贤在天人合一的气功状态下直接从宇宙中悟到的图像，当气功练到一定火候，太极图会出现在人体肚脐周围的丹田处。但这张太极图不会像标准的太极图那样清晰，而是混沌和模糊的，就如图2-3太极混沌图。

图 2-3 或许能帮助大家更深刻地理解太极阴阳理论。古人在修炼气功与天地沟通时，最初所得到的"内景图像"应该更接近这张图，只是当先哲们用笔将图像描记在纸上时，阴阳鱼图变得清晰了。

然而太极混沌图应该更接近自然，更接近宇宙，因为自然形成的物质乃至生命都是混沌的，宇宙当然也是混沌的，特别在它的早期阶段。所以我们不仅要把太极阴阳图看成是立体的、动态的、可大可小的，能缩能胀的，而且还要把它看成是自然的、混沌的。如果把这张太极混沌图画得标准些，应该如图 2-4。

现在我们引出第 4 张太极阴阳图图 2-5，这是明代来知德所绘。来氏两次科举考试落榜后，长年隐居在山中，麻衣素食，精思易理，并绘此阴阳太极图。来氏认为："此圣人作易之原也。理、气、象、数、阴、阳、老、少、往、来、进、退、常、变、吉、凶，皆寓乎其中。"这张来氏阴阳太极图，被后人称为先天太极图的半成品。事实上，图 2-5 是代表了"无极而太极"过程中的一张太极图，此时的阴阳还未成形，"无极而太极"正以混沌一气化生阴阳二气，所谓"一气分为阴阳"之时，如果联系宇宙，也许正是代表了宇宙的初始阶段。

无论是古代贤人对宇宙太极体的认识，还是现代科学揭示并展现的宇宙星云乃至电子、质子、粒子等，无一例外地证明来氏太极图最符合太极本体、本义。现代天文学发现的双螺旋星云与太极图类似，如图 2-6。种种迹象表明，整个

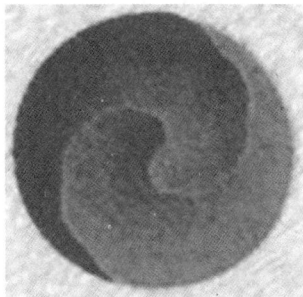

图 2-3　太极混沌图

注：引自谢文纬.两部天书的对话：易经与 DNA.北京：北京科学技术出版社，2006.

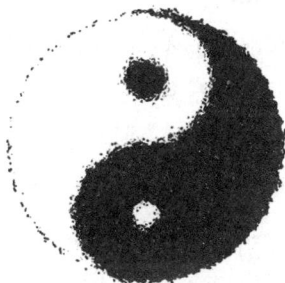

图 2-4　太极混沌标准图

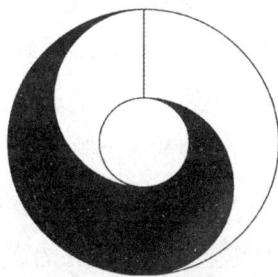

图 2-5　来氏太极图

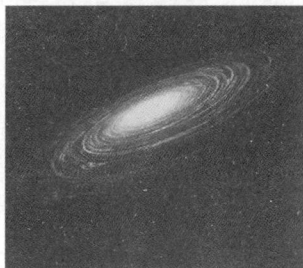

图 2-6　螺旋星云图

银河系本身就是一个更大的太极螺旋图。

图 2-7 是张立体的太极图，或许能给我们更多启迪、联想和顿悟，至少我们很容易把它看成是立体的和动态的。我们要把这个阴阳球看成能大能小，也就是说当这个阴阳球膨胀起来，可以无穷大，大到横跨几百亿光年；同样这个阴阳球收缩的时候，可以无穷小，小到肉眼看不见。

此外，我们还要把太极图看成是多层次的，阴中有阳，阳中有阴，阴阳互根，阴阳又可相互转化。每个鱼眼可以是另一个阴阳太极，层层深入，以至无穷。这就是我们引出的图 2-8 太极阴阳层系图。

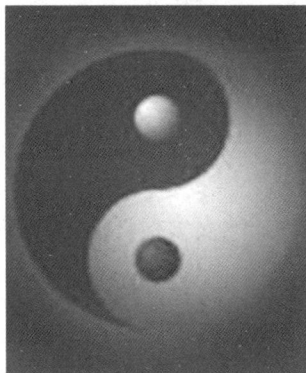

图 2-7　太极立体图

注：引自谢文纬. 两部天书的对话：易经与 DNA. 北京：北京科学技术出版社，2006.

然而上述所有的太极阴阳图都是一种模型图，实际自然物的阴阳鱼形状不仅无序混沌，而且阴阳比并不是平分秋色各占 50%；阴阳比总是阳大于阴，或者阴大于阳。所以标准的太极图只是模型图，和宇宙中的各种阴阳体尚有很大距离，在宇宙中很难找到一半阴和一半阳完全对等的阴阳体。世上的阴阳体或者阳多阴少，或者阳少阴多；前者为阳性体，后者为阴性体。

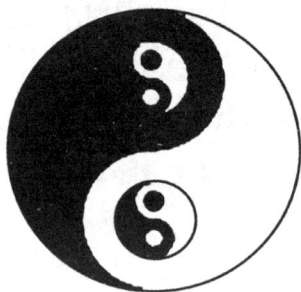

图 2-8　太极阴阳层系图

太极图画出来，看似是一个平面的二维信息，当我们把这个图立起来以后又会发现，所有的太极图立起来是一个双螺旋，合起来则是一个太极图。标准的太极图只有二维关系，是平面的；而立体太极图却有三维关系，是立体结构。平面太极图与立体太极图存在较大差异，两者象数不同。立体太极图（图 2-9）是立体的，其内有双螺旋。平面太极图相当于双螺旋的横切面，双螺旋两头皆有之，纵横竖都可呈双螺旋。

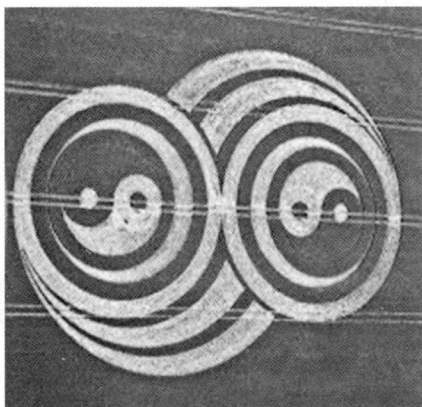

图 2-9　立体太极图中的双螺旋

注：引自谢文纬.两部天书的对话：易经与DNA.北京：北京科学技术出版社，2006.

在中国古画伏羲女娲图中也可以看到这种双螺旋。图中伏羲与女娲上身相拥，伏羲手持矩，女娲手持规，代表天地方圆，下身蛇尾相交，呈双螺旋状。据说伏羲女娲图中的圆规和曲尺都是西汉以后的人加上去的。在西汉之前，伏羲和女娲的手分别举着日月，意义与手握规矩大致相同。不论手握规矩还是日月，都代表着天地阴阳运行的道理。意味着阴中有阳，阳中有阴，孤阴不生，独阳不长，这是万物存在的道理。

然而看过图 2-10 后，我们不难发现，伏羲女娲图中的伏羲和女娲尾部相互缠绕的样子居然与现代科学研究的人类基因 DNA 双螺旋结构相一致。在后文中，我会推演出《易经》四象与组成 DNA 的四个基本碱基——腺嘌呤、鸟嘌呤、尿嘧啶和胞嘧啶相互对应，继而推演出六十四卦与 DNA64 个遗传密码子吻合一致，这不能不使我们为《易经》的科学内涵拍案称奇了。

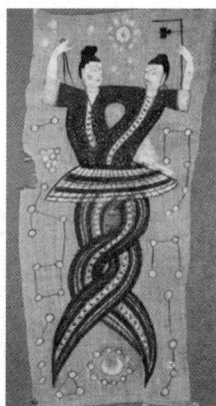

图 2-10　伏羲女娲图

注：唐代画作，作者佚名

太极图互动交织的阴阳鱼，表明世界上的万事万物都具有阴阳两重性。宇宙中只要有实物质，就有虚物质；有不断发散的阳性太阳，就有不断吸纳的阴性黑洞；有正电子，就有负电子；有正介子，就有负介子。我们仔细看，白鱼和黑鱼是紧紧拥抱在一起的，它们的头和尾巴是互相交合在一起的，是相互渗透的，使阴阳难舍难分，如同一对男女紧紧拥抱在一起，这是亲热的"交合"之象。这种"象"说明了阴阳不仅是相对的，同时是相互渗透的，合和的。如同伏羲和女娲的双尾交织在一起，也如同 DNA 的双螺旋结构紧紧相连一样。

此外，我们还可把太极图中的阴阳两条鱼，看作是阴阳两股气。而阴阳体中的阴阳二气是动态的，并且呈双螺旋运转；其中阳气呈顺时针方向正旋转，阴气呈逆时针方向反旋转，这种双螺旋的正反旋转在平面的太极图中很难表现出来，或许只能依靠想象和领悟。这应该是易经与其他学问的不同之处，需要不断揣摩和顿悟，才能洞察宇宙之道，发现宇宙的玄机。

把顺时针正转与逆时针反转的阴阳鱼画在一个太极图中非常不容易，我尝试过很多次都没有成功，最后我画了四张太极四象图，分别为太极太阳图（图 2-11）、太极少阳图（图 2-12）、太极太阴图（图 2-13）、太极少阴图（图 2-14）。如果把图 2-11 与图 2-14 或者图 2-13 与图 2-12 合在一起，就是我所要的两张正反旋太极图，一张为阳性太极图，一张为阴性太极图。

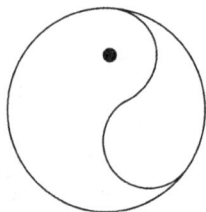

图 2-11　太极太阳图　　　　　图 2-12　太极少阳图

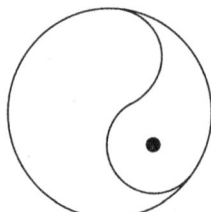

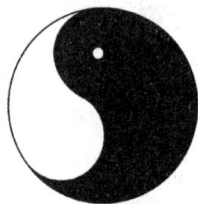

图 2-13　太极太阴图　　　　　图 2-14　太极少阴图

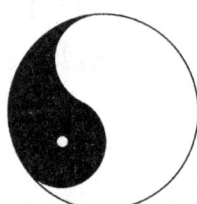

　　这两张正反旋太极图应该更能客观反映宇宙中动态的阴阳体，因为在各种阴阳体中，阳气产生顺时针方向的正旋力，阴气产生逆时针方向的反旋力，这两种力本是矛盾的、对立的、较劲的，二者量的差异也就是阴和阳孰多孰少，决定阴阳体是顺时针正转，还是逆时针反转。所以一个动态的太极图可以看作是一个动态的阴阳体，世上任何阴阳体都可用动态的太极图分析。任何阴阳体都含有两股力量，一股是阳性的正旋转即顺时针方向旋转的力量，另一股是阴性的反旋转即逆时针方向的力量。在太极图中，这两股力量是交织在一起的，太极图旋转的方向是由阳性力量和阴性力量差值决定的。阳大于阴，太极阴阳体就会正转，按顺时针方向旋转；阴大于阳，太极阴阳体就会反转，逆时针方向旋转。如果阴阳体足够大，我们就可观察到这种现象，如星球的自转。但更多的阴阳体不易观察到这两种阴阳力量的互动，即使用两张正反旋转太极图做成的模型，也不会看到一条阳性的白鱼在做正旋转运动，同时另一条黑鱼在做反旋转运动，因为这两种力量不是各自为政、互不相干，而是交织在一起，阴阳两种力量会相互较劲、相互抵消，太极阴阳体的旋转方向最后是由阴阳差决定的。我们引入这四张太极图，并且两两组对，正是希望读者认识到阴阳两种力量实际上运行的方向是相反的，而在传统的太极图中，阴阳鱼运行的方向实际上是被掩盖的。

　　任何阴阳体都会自转，就如地球和其他星球都会自转一样，这个规律涵盖宇宙中的一切物体，大到太阳系、银河系，小到电子、质子、粒子、介子。不转的阴阳体几乎没有，有也是暂时的，除非阴阳绝对等值平衡，就如同标准的太极图那样。可惜，宇宙中的阴阳体中的阴阳比再接近，也有差异。这是因为宇宙中各种阴阳体的阴阳比不同，才使宇宙中有万物的差别，否则宇宙便是铁板一块。因此，宇宙中的阴阳比数非常重要，这是《易经》中的精髓和科学内涵，然而《易经》的阴阳比一直无人问津，在以后的文中，我会依据河图、洛书所示的阴阳比，将数字引入八卦、六十四卦，进行推演，从而计算出宇宙各种阴阳体的阴阳比，而这是宇宙的定数。

第三节　太极图与螺旋

上一节我们讲到太极图与双螺旋的关系，事实上无论是在天体的太阳系、银河系，还是在有生命的地球上，自然界的万物都留下了螺旋的痕迹。

图 2-15 更能体现宇宙间万物无形和有形的螺旋结构和运动方式。回旋式运动是宇宙万物运动的普遍规律。太阳系的星球，银河系星云，都是回旋运动；地上的海水漩涡、地上气团、龙卷风等也无不是螺旋式旋转。从微观上来看，电子、质子、磁场的形成呈螺旋状，就连构成生物体的蛋白质结构也是由氨基酸螺旋排列的。太极图正确地揭示了普遍存在的螺旋运动规律，事物都呈曲线发展，太极图中的阴阳曲线揭示了这种运动、发展的规律。

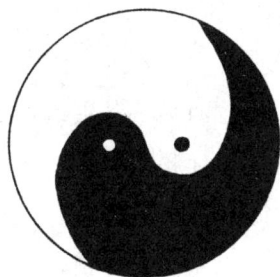

图 2-15　太极螺旋图

明代医家张景岳在《类经附翼·医易义》说："天地之道，以阴阳二气而造万物。"按《易经》分析，宇宙在大爆炸瞬时产生了阴阳两极分化，以后便以螺旋的方式不断膨胀，随着时间的推移和温度的下降，逐渐产生不同层次的星系和基本物质，如光子、基本粒子、原子、分子等。而这些物质进一步

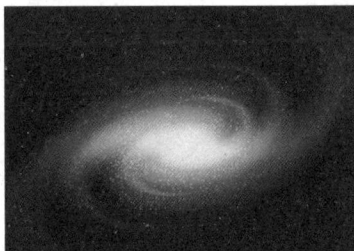

图 2-16　宇宙中的螺旋星系图

被发现，它们无一例外地由正反两方面的物质组成，其结构和运动方式均呈螺旋状，见图 2-16。

难怪当代最负盛名的物理学家都会对东方阴阳学刮目相看。其实我们只

要看一下太极阴阳图，就不难理解宇宙中的阴阳二气，以螺旋运动的形式不断衍生出宇宙中的万事万物。这不仅使我们认识到宇宙中的万物虽分大小、层次，但在根本上却是相似的，它们总是成双成对、相反相成地存在。这就是宇宙阴阳的普遍性，宇宙大爆炸造成的两极分化，衍生了随之产生的各种相反相成的物质，所以我们今天生活在阴阳世界中也就不足为怪了。

我们发现，宇宙中的物体无论怎样复杂，都可分为阳性的正力和阴性的反力，二力相互作用，此起彼伏，相互交织，就构成了宇宙基本内涵——螺旋。在宇宙的不同层次中，都可发现各种螺旋规律：大到银河系星云的漩涡运动，太阳系环绕近星系质心的公转运动，行星围绕太阳的旋转运动；小到原子中电子环绕质子的运动，都是螺旋运动。只不过是不同层次的大螺旋套小螺旋的运动而已。

在地球上螺旋现象更是比比皆是，如龙卷风是空气流动极剧的螺旋运动；大海和江河中经常出现的水漩涡是水流的螺旋运动。在生物界，许多动物的体表呈螺旋形，如蜗牛、牡蛎、海螺等，见图2-17；在植物中则可从树轮（图2-18）、花与枝叶上发现无数的螺旋结构。而我们人体的手指纹、脚掌纹、头发旋（图2-19）、毛孔的排列顺序、头发的分布规律、内耳的结构都表现出螺旋构象。宇宙中普遍存在的螺旋现象是我们阴阳世界中的一个奇观。

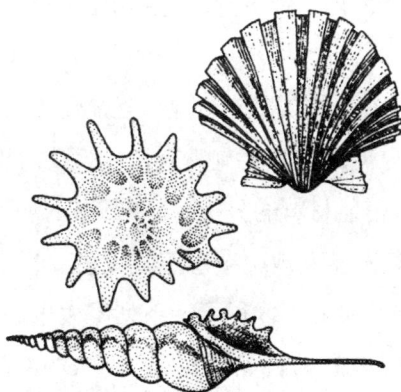

图2-17 大海中的天然螺旋物图

注：引自谢文纬.易经与东方营养学.北京：
华夏出版社，1995.

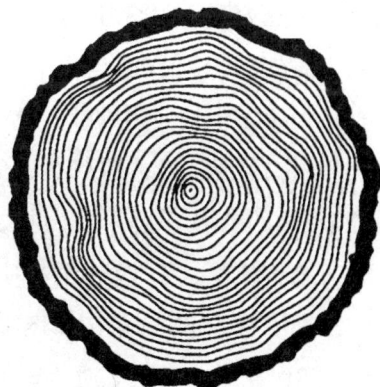

图2-18 树轮图

注：引自谢文纬.易经与东方营养学.
北京：华夏出版社，1995.

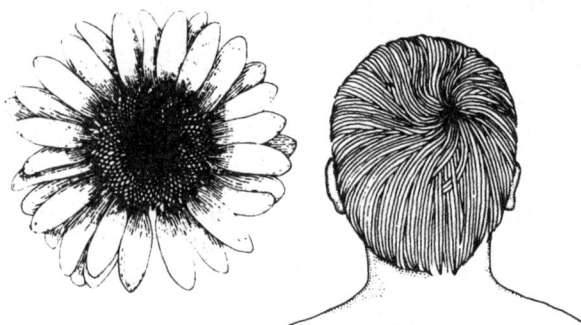

图 2-19 花与头发的螺旋图

注：引自谢文纬.易经与东方营养学.北京：华夏出版社，1995.

太极阴阳图既然是宇宙中各种物体结构和运动的基本形式，那么宇宙中普遍存在的螺旋现象就不足为怪了。我们不能说世界上所有物体和运动形态都是螺旋的，但宇宙中各种物质最重要、最关键、最本质的结构与运动必定是螺旋的，虽然许多现象我们还不能给予科学的证明。例如血液在血管中的流动应该是螺旋状的，而中医称之为气，在经络中也是呈螺旋运行的，气的螺旋行走决定了血的螺旋走向，中医所谓"气行则血行，气滞则血瘀"，正是对气血运行的描述。而穴位目前我们还未能找到它的螺旋解剖结构，但有经验的针灸师，为了取得治疗效果，都会采用旋转式捻针并配合意念，即右旋为补，左旋为泻，左旋与右旋相当则为平补平泻，针灸师的这些手法正是为了顺应气在经络中的螺旋运行。

然而宇宙中最典型的螺旋例子莫过于 DNA 的双螺旋结构。五十余年前，美国年轻的科学家沃森来到英国剑桥大学与英国科学家克里克合作，致力于研究 DNA 的结构。他们通过对大量 X 射线衍射材料的分析，提出了 DNA 的双螺旋结构模型，于 1953 年 4 月 25 日在英国《发现》杂志正式发表。后来科学家们围绕 DNA 的结构和作用，继续展开研究，取得了一系列重大进展，并于 1961 年成功破译了遗传密码，以无可辩驳的科学依据证实了 DNA 双螺旋结构的正确性（图 2-20），从而使沃森、克里克与威尔金斯一道获得了 1962 年诺贝尔生理学或医学奖。

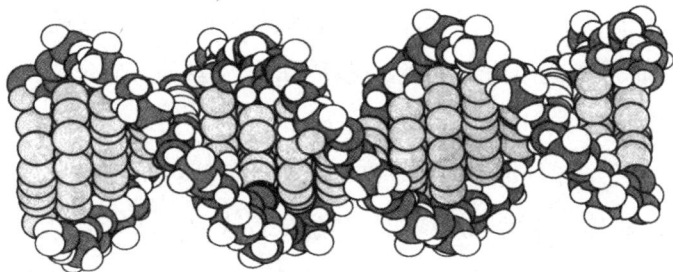

图 2-20 DNA 的双螺旋结构图

注：引自谢文纬 . 两部天书的对话：易经与 DNA. 北京：北京科学技术出版社，2006.

宇宙最初是极为炽热的，当发展了几十亿年，甚至上百亿年后，温度慢慢冷却下来，才出现了适于生命生存和发展的环境。而生命又经历了几十亿年从简单到复杂的繁殖与进化，才出现了我们人这样可以思维的高级生命。生命应该是宇宙中最为复杂的物质，而隐藏在细胞核中的 DNA，小到我们只能用纳米来计算，但它储存了生命的全部信息，应当说又是生命中最复杂、最关键的部分。DNA 无疑是宇宙的结晶，因此它的螺旋结构更为精细，它对宇宙内涵的表达也更加惟妙惟肖。

当我们将东方的太极阴阳图与西方的科学成就 DNA 双螺旋结构做一对照，就不难发现其中的关联。因为 DNA 的双螺旋结构完全可以看作是立体太极阴阳图两侧的环形延伸。DNA 应该是地球上迄今发现的最为复杂最为精细的生命部件，所以必然会带来宇宙的整套信息。

DNA 中真正表达基因编码的外显子含量不足 5%，而余下不参与编码的内含子则占 95% 以上，由于不参与基因的表达，被称为隐性的遗传密码。而宇宙中，发光和可反射光的恒星、行星、彗星等物体也不足 5%，被称为明物质；而暗物质和暗能量则占了 95% 以上。所以 DNA 或许带来了宇宙的全套密码，而双螺旋结构便是宇宙的基本内涵。我们感到荣幸的是带有宇宙全套密码的 DNA 存在于我们的每个细胞中，宇宙是统一的、全息的，整个宇宙的信息与我们体内的 DNA 信息是对应的。

DNA 的双螺旋结属于微观世界，莫里斯·威尔金斯于 1950 年首先采用 X 射线衍射技术分析 DNA 晶体。他改进了衍射技术，得到了清晰的 DNA 衍射照片。沃森正是看到了他的照片，才深受启发，提出了 DNA 的双螺旋结构模型。这是半个世纪以前的事情，而现在最新型的电子显微镜已经可以直接观察到DNA的双螺旋结构。然而要观察宇宙中宏观的螺旋现象则需要超大天文望远镜。

我们知道恒星和行星基本都是圆形结构，但匪夷所思的是在宇宙中经常发现螺旋结构星体，因为螺旋结构星体意味着这颗星球的结构似乎是一环套一环。科学家认为这种螺旋结构星体很可能是双星系统，是由两颗恒星相互作用的结果。他们发现，宇宙中有很多双星系统，甚至双星系统比太阳系的单星系统要多很多。双星系统最奇怪的是螺旋结构星体很庞大，有的甚至横跨了三分之一光年，这个距离十分广大。目前美国的太空望远镜已经观察到缠绕了五圈之多的庞大螺旋，螺旋结构星体的变化十分有规律，每一个螺旋能够在一定的时间内进行旋转，同时新的螺旋仍然不断产生。螺旋结构星体很可能是一个正在形成的双星系统，若干年后，这个双星系统很可能会产生许多的小行星，这是宇宙中有规律的螺旋运动。

从星系的螺旋运动规律可以推演整个宇宙普遍存在的螺旋结构形态。而星系共有的圆形漩涡结构就是整个宇宙的缩影，那些椭圆、棒旋等不同的星系形态只是因为星系年龄和观测角度不同而产生的不同视觉效果。奇妙的螺旋形态是自然界中最普遍、最基本的物质运动形式。这种螺旋现象对于认识宇宙形态有着重要的启迪作用，大至漩涡星系，小至DNA分子，无论是结构还是运动都是螺旋状的。大自然似乎并不认可笔直的运动形式，自然界所有物质的基本结构都是曲线运动方式的圆环形状。从原子、分子到星球、星系、星系团、超星系团无一例外。浩瀚的宇宙就是一个大漩涡。因此，确立一个"螺旋运动形态宇宙模型"，正是西方科学家逐步达到的共识。然而无论是微观的，还是宏观的，宇宙中普遍存在的螺旋结构和运动形式，在《易经》看来，不过都是太极之象。

第四节　从太极图推演宇宙的起源与演化

《易经·系辞上传》云："是故易有太极，是生两仪。"所谓太极即是阐明宇宙从无极而到太极，以至万物化生的过程。太极即为天地未开、混沌未分阴阳的状态。十几年前，我写过一本书《两部天书的对话——易经与DNA》，在这本书中，我依据《易经》中的太极图，对宇宙的起源与演化做了推演，现修改如下：

我们的宇宙是怎样的呢？宇宙的起源和演化又是怎样的呢？阴阳太极图给我们带来很多启发和联想，当我面对几张太极图细细揣摩时，便对宇宙产生了全新的看法，可能与现代天文学的描述不同，现在用文字表达出来，与大家分享。

宇宙发生大爆炸是因为阴盛到了极点，物极必反，无极而太极，太极生两仪。宇宙从无极世界瞬间变成了太极阴阳世界，宇宙演化成一对阴阳鱼，将自己一分为二，分隔成双宇宙，一个是由正物质组成的宇宙，另一个是由反物质组成的宇宙，两个宇宙是相反的，但同时也是对称和互补的。每个宇宙可再分阴阳，并且在每个层系中都会衍生出新的阴阳，层层深入，以至无穷。

"无极而太极"对宇宙来说，是一瞬间的事情，这一瞬间宇宙却从一个只有 $10 \sim 34$ 厘米直径的宇宙蛋（某些科学家推测），瞬间占有了几十亿光年的空间，这种爆炸的力量是我们无法想象的，然而以霍金为首的西方科学家，仅仅将这次宇宙大爆炸归为"热力大爆炸"，他们认为爆炸前的宇宙是一个"奇点"，是"一个温度极高、压力和物质密度极大的混沌火球"。

从《易经》的观点来看，阴是冰冷的，只有阳才是炽热的，所以当 10^{53} 公斤质量的宇宙被凝缩成直径只有 $10 \sim 34$ 厘米的宇宙蛋时，便是到了宇宙的极阴阶段，极阴的物质不可能是"炽热的火球"。那么宇宙大爆炸究竟是怎样发生的呢？如此炽热的温度和能量是怎样在一瞬间产生的呢？

上一轮的宇宙到了末期，宇宙中阳性的能量被消耗尽，只剩下阴性的物质，阴盛到了极点，便在整个宇宙范围内收缩，但却不是一个宇宙收缩成一个"宇宙黑蛋"，而是正反两个宇宙同时收缩成两个体积无限小而质量、密度无限大的"宇宙黑蛋"。虽然这两颗"宇宙黑蛋"都是阴性物质，而且都是极阴物质，但对二者来说，则是一阴一阳，一个是正物质构成的"宇宙黑蛋"，另一个是反物质构成的"宇宙黑蛋"。

因此宇宙大爆炸时不是一个奇点，而是两个奇点，是由两颗"宇宙黑蛋"相撞引起的，试想两颗由各自 10^{53} 公斤（或者 1/2）的正物质与反物质所凝缩成的宇宙蛋之间会产生多么大的相互吸引力，并且瞬间相碰，正物质与反物质所产生的湮灭反应，除了释放出前所未有的能量外，还会产生无数光子，这就是 137 亿年前的宇宙大爆炸。

霍金曾用"暴胀"这样的字眼来形容宇宙大爆炸，但不足以说明宇宙大爆炸惊天动地的规模，因为只有正物质构成的宇宙蛋与反物质构成的宇宙蛋相撞，并且瞬间湮灭才足以引发出如此轰轰烈烈的宇宙大爆炸，才能使两颗"宇宙黑蛋"，在几毫秒的瞬间占据几十亿光年的空间。这样威力无比的宇宙大爆炸，是远不能靠一次"热力大爆炸"所能达到的。

然而天文证据表明，发生在 137 亿年前的惊天动地的宇宙"大爆炸"，仅仅在万亿分之一秒内就占据了几十亿光年的空间，这样的爆炸规模更是很难用一次"热力大爆炸"来解释，答案似乎只有一个，那就是正物质构成的"宇宙黑蛋"与反物质构成的"宇宙黑蛋"相撞所产生的湮灭反应，引发了137 亿年前的宇宙大爆炸。

"大爆炸宇宙论"是 1927 年由比利时数学家勒梅特提出的，他认为最初宇宙的物质集中在一个超原子的"宇宙蛋"里，在一次无与伦比的大爆炸中分裂成无数碎片，形成了今天的宇宙。1948 年，俄裔美籍物理学家伽莫夫等人又详细勾画出宇宙由一个致密炽热的奇点于 137 亿年前一次大爆炸后，经一系列元素演化到最后形成星球、星系的整个膨胀演化过程的图像。哈勃观测到的所有星体都在相互远离，还有微波背景辐射和类星体的发现，这些都证明了，宇宙来源于 137 亿年前的一次大爆炸。宇宙大爆炸论起源于热力大爆炸的观点虽然能被大多数人接受，但经不起推敲，我们要问当初大爆炸的那个奇点从何而来？为何比原子还小的一个点，能爆炸形成浩瀚无际的宇宙呢？然而用《易经》推演的"正反双宇宙蛋相撞引发的宇宙大爆炸"的假说解释，则变得顺理成章。

现在让我们进一步推演：

"无极而太极"只是万亿分之一秒的一瞬间，这是物极必反，阴阳转化，阴生阳的一瞬间，两颗正、反物质凝聚的"宇宙黑蛋"，在万亿分之一秒的时间内孵生出具有几十亿光年空间的阳性世界，而在巨大无比的空间中，只有光子存在，这就是阴生阳，阴转化为阳。

正物质构成的"宇宙黑蛋"与反物质构成的"宇宙黑蛋"本是两块"黑冰"，整个宇宙由于能量全部耗尽，也变成一个冰冷的世界，然而物极必反，两颗"宇宙黑蛋"的相撞，使世界立刻变得火光一片，因为正物质"宇宙黑蛋"与反物质"宇宙黑蛋"瞬间的湮灭反应，不仅产生了无数光子，而且释放出无数能量，于是宇宙立刻变成了一个无比巨大充满能量的火球。

宇宙随后只是依靠惯性在不断膨胀，只要温度下降，便是阳生阴的开始，因为当温度下降到 100 亿摄氏度的时候，宇宙中就不只是光子了，宇宙中开始出现质子、中子和电子。当温度降到 10 亿摄氏度左右时，中子开始失去自由存在的条件，它要么发生衰变，要么与质子结合成氢、氦等元素，化学元素就是从这一时期开始形成的。温度进一步下降到 100 万摄氏度后，早期形成化学元素的过程结束。当温度降到几千摄氏度时，辐射减退，宇宙间主要是气态物质，气体逐渐凝聚成气云，再进一步形成各种各样的恒星体系，成为我们今天看到的宇宙。而在这一过程中，宇宙中阳性的能量不断被消耗，阴性的物质不断被产生，因此是阳生阴的过程，而这一过程长达几百亿年。宇宙阳生阴的几百亿年的漫长过程，与宇宙大爆炸阴生阳短暂万亿分之一秒的瞬间相比，形成了鲜明的反差。

宇宙中的恒星，可以看作是阳性的能量团，当能量耗得差不多时，就会形成越来越重、质量越来越致密的阴性物质，例如白矮星、中子星、黑洞，这是宇宙中的"熔渣"，就像煤烧过后剩下的煤渣一样。宇宙中的"熔渣"会因为相互吸引最终集聚在一起，并且不断凝缩，最终收缩成一个新的密度无穷大的"宇宙黑蛋"。由于是正反两个宇宙，因此正物质构成的"宇宙黑蛋"与反物质构成的"宇宙黑蛋"应该同步形成，随着引力不断增大，在"宇宙黑蛋"形成的后期，二者将会相互靠近，并且最终突破两个宇宙之间的屏障而相撞，于是引发了又一次宇宙大爆炸，结果新的一轮宇宙开始了。

按照霍金的分析，宇宙大爆炸 1 秒钟后，温度会降到 100 亿摄氏度，这时候产生了质子、中子、电子及它们的反粒子。"无极而太极，太极生两仪"，也就是说，在宇宙大爆炸的 1 秒钟后，就产生了基本粒子和反粒子，这两类粒子必须分开，否则就会湮灭而消失，于是宇宙立刻又被一分为二，一个是正粒子构成的宇宙，另一个是由反粒子构成的宇宙，在几十亿光年的空间，形成了一对十分壮观的阴阳鱼，并且不断呈螺旋运动状膨胀。

由于太极阴阳鱼图是混沌的，所以很难说正反两个宇宙是否分离得很远，两个宇宙也可能是相互交织在一起的，但它们之间必然有一道屏障，这就是太极图中两条阴阳鱼之间的曲线，也就是所谓的"时光隧道"，或者就是霍金所说的"虫洞"。这道屏障具有极强的磁场，屏蔽着两个截然相反的宇宙。

以上就是我依据《易经》对宇宙起源与演化的推演。

第五节　太极图与双宇宙假说

1995 年，我在《易经与东方营养学》一书中，曾提出"双宇宙假说"。我的基本观点是：我们现在生存的或者说我们所能观察到的宇宙正处在膨胀期；那么在这个宇宙之外，一定还有一个宇宙正处在收缩期，那里的物质与我们宇宙中的物质相反，时间成逆转，而这两个宇宙正好构成了《易经》中的阴阳太极图。

我们的宇宙为阳，远远大于另一个为阴的宇宙。太极图中的阴阳鱼相互环抱，鱼眼表示阴中有阳、阳中有阴，阴阳是可以相互转化的。两个宇宙要定期发生收缩与膨胀的转换（周期至少为几百亿年）。事实上，即使在我们生存的宇宙中，也不是只有膨胀，没有收缩。例如一向被认为神秘天体的黑洞，具有极其强大的引力场，以至于任何东西，甚至连光都不能从中逃逸，成为宇宙中吞食物质和能量的黑洞。同样在宇宙中还存在白洞，白洞是与黑洞性质刚好相反，它拒绝任何外来物质进入它的内部，而只允许本身的物质和能量向外辐射。这样，我在 26 年前曾用一对太极阴阳图来描述当时自己设想的两个宇宙。

双宇宙好比是大小两个阴阳太极图（图 2-21）。大阴阳太极图表示我们这个正处于膨胀期的宇宙，故阳大于阴；阴阳鱼的眼睛分别代表我们宇宙中的黑洞与白洞。而小阴阳太极图则表示另一个正处于收缩期的宇宙，阴大于阳。

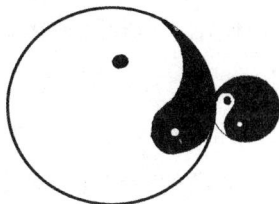

我的双宇宙假说提出 6 年后，在 2001 年，美英科学家因提出还有一个看不见的宇宙而一

图 2-21　双阴阳鱼图

鸣惊人。这一称为"M 论"的理论是由美国普林斯顿大学、宾夕法尼亚大学和英国剑桥大学的物理学家们共同提出的，"M 论"主要研究宇宙大爆炸发生前的事件和时间。该理论认为，宇宙共有 11 维空间，其中 6 维因绕成微小丝状可忽略不计。大爆炸发生前，宇宙是由两个 4 维平面构成的，其中一个平面是我们今天的宇宙，另外一个是"隐藏"的宇宙。

霍金与其合作者英国剑桥大学数学物理学教授图罗克曾提出"开放暴胀"理论，他们认为宇宙最初的模样像一个豌豆大小的物体，悬浮于一片没有时间的真空中，豌豆状的宇宙存在的时间与大爆炸相隔一个极短瞬间。豌豆状的宇宙在大爆炸前的瞬间内经历了被称为"暴胀"的极其快速的膨胀过程。霍金和图罗克根据"开放暴胀"理论推断，宇宙最终将无限地膨胀下去，而不是像一些天文学家所认为的，膨胀到一定程度后会在引力作用下收缩。

霍金的新理论受到了一些科学家的质疑，因为宇宙不可能有始无终，宇宙再大也必然要遵循自然界的法则，任何物质、任何生命都有生有死，都会不断变化，当这种变化蓄积到一定程度时，就会发生一次根本的变化，即所谓的物极必反，或者说是从量变到质变，而对宇宙来说则是发生一次更迭，或者说是一次轮回。

现在面对宇宙，我再一次揣摩阴阳太极图，感到 26 年前提出的双宇宙假说需要修改，其中所绘的双阴阳鱼图或许没有必要。因为在一张太极阴阳图中，足以表达双宇宙假说了，太极图中的黑白两条鱼，便可分别代表各自相反的宇宙。而图 2-22 或许能更好地解读宇宙，因为大千世界是多层次的，阴中有阳，阳中有阴，阴阳互根，阴阳又可相互转化。每个鱼眼可以是另一个阴阳太极，层层深入，以至无穷。

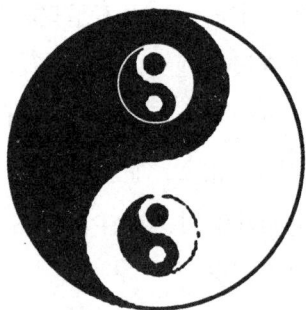

图 2-22　太极阴阳层系图

西方物理学在 20 世纪发生了质的飞跃，相对论和量子论的建立开启了物理学研究的新纪元，随之而来的重要发现也层出不穷，如狭义相对论与量子理论的结合使人类认识到反物质的存在，但反物质却很难探测到。而广义相对论与量子场论的大统一理论——超弦理论，提出宇宙存在 10 维时空，可为什么现实物理世界只观察到 4 维时空呢？这使人们改变了对宇宙的认识。宇宙似乎是有界的，至少除了人类所处的宇宙外，还另有一个宇宙存在。两个宇宙以不同的时空维度存在并运动着，同时以一种奇特的方式相互作用着。类似于双星系，西方科学终于有人将其命名为"双宇宙系"，和我通过太极图推演的"双宇宙"假说不谋而合。

1932 年 8 月 2 日，美国物理学家安德森，在宇宙射线里发现了正电子。正电子是反物质存在的第一个证据。1954 年，美国物理学家张伯伦和塞格雷用加速器产生了反质子，1955 年得到证实，二人共同获得了 1959 年的诺贝尔奖。1956 年 10 月 3 日，加州大学伯克利分校的布鲁斯研究组，在加速器的产出物中发现了反中子，它由三个反夸克组成，即一个"反上夸克"和两个"反下夸克"。1998 年，欧洲核子研究中心成功合成反氢原子。反物质的存在已成为一个不争的事实。

根据广义相对论的预言，时空在大爆炸奇点处开始。宇宙生成之初，是一个真空的宇宙元，也就是霍金所说的奇点。在最初的大爆炸中，巨大的能量使物质和反物质从"真空"中同时诞生，宇宙也分裂成两个宇宙元，一个包含着高密度的物质，另一个包含着等量高密度的反物质。看来西方科学家提出的"双宇宙系"观点，与我的"双宇宙"假说越来越接近了。

20世纪80年代，曾一度受到冷落的弦理论作为大统一理论终于赢得当今科学界的青睐，并得以发展为"超弦理论"。超弦理论是一个10维时空而不是4维物理时空的理论。"双宇宙系"能够巧妙地占用弦论的9+1维时空，并达到宇宙间的对称和平衡。

首先，"双宇宙系"中只有一个时间维度，两个宇宙在同一时间维度上发展运动。其次，反宇宙与宇宙对应的各有3个空间维度，反宇宙中的空间尺度与宇宙中的空间尺度对称，但它的存在方式不是今天的人类可以想象的。这样两个宇宙一共占据6个空间自由度。最后两个宇宙之间又存在3维的空间运动，在这个"真空"的空间里应该不会有时空弯曲。这3个维度连系着两个宇宙中的6个维度，以另外一种方式存在。这样，超弦理论的9+1维时空就合理地分布在"双宇宙系"中，而两个宇宙也是因为维度的不同而区分开来。

"双宇宙系"是一个由正物质组成的宇宙和一个由反物质组成宇宙在相互联系的运动中构成的，达到"宇宙"对称的系统，在这个系统中存在10个时空维度，并由维度的不同使两个宇宙得以区分。而黑洞、白洞可能是两个宇宙联系的窗口，虫洞则是它们联系的通道。

西方科学家现在进一步推论，认为"双宇宙系"可能不是唯一的，在一个完全"真空"的空间里存在着许多"成双成对"的宇宙，这样许多"双宇宙系"又构成一个大大的宇宙，空间和时间是无限的。西方科学家的这种见识与《易经》推演的"双宇宙"论更为接近，特别是依据太极阴阳层系图推演的双宇宙。

宇宙是无限大的，无论是空间还是时间。然而宇宙的总质量10^{53}公斤及能量是恒定的，守恒的。宇宙是阴阳对立的，整个宇宙如同两条阴阳鱼一样被分割，而且阴中有阳，阳中有阴，同时在不同的层次表现出这种阴阳两重性，层次由大到小，也是无限的。宇宙是统一的，全息的。阴阳是相反相成的，阴阳在不断变化，也就是说阴阳比在不断变化，这种变化到了一定程度，阴阳可以发生转化，这就是物极必反。在宏观上，137亿年前，宇宙经历了一次大爆炸，那是因为阳不断消耗，阳不断转化为阴，阴盛到了极点，正反宇宙中阳性无限大的质量和能量转化为阴性密度无限小、能量却无限大的两个正反宇宙黑蛋。它们原本相隔很远，甚至有几十亿光年，虽然都是阴性物质，但由于分别是由正物质和反物质组成，对二者来说仍然具有阴阳关系，于是相互吸引。正反宇宙黑蛋以惊人的速度相互靠近，并且越来越快，终于相撞而湮灭，于是引发了137亿年那场惊天动地的宇宙大爆炸。两个宇宙黑蛋在湮灭爆炸中产生的阳性物质和能量瞬间占据了几十亿光年的空间。宇宙终于从阴性世界转化为阳性世界，但同样是正反物质组成的两个阳性世界，即双宇宙。

随着时间的推移，宇宙的温度开始降低，阳性的无形世界逐渐转变为有形世界，于是出现了星云、星系和星体，在星体上出现了各种化学元素和各种我们认识和不认识的粒子。然而在宏观的宇宙中仍然会出现局部的爆炸，以至目前西方的一些科学家认为宇宙是由多点爆炸而来的，其实从《易经》的角度来看，那是因为宇宙不同层次的阴阳转化和阴阳碰撞所致。因为在茫茫宇宙中，各种相反相成的物质在不同层次进行不同规模的碰撞是常态，湮灭而引起的爆炸时有发生。例如黑洞与白洞，黑洞是由一个质量足够大的天体，在核能耗尽死亡后发生引力塌缩后形成，一旦被吸进去就算是第一宇宙速度的光也逃逸不出来。黑洞把物质吸引进去，而白洞向外抛出物质与能量，从黑洞进入的物质最后会从白洞又被抛出来，白洞不能吸收外部的物质，目前科学家还没找到白洞存在的证据，只是用来解释一些高能的天体现象。

依据《易经》分析，黑洞应该是极阴物质，有点儿像宇宙黑蛋。如果另一宇宙反物质组成的黑洞，通过虫洞（连接宇宙遥远区域间的时空隧道）相互吸引靠近，并最终相撞湮灭而产生小规模的宇宙爆炸，其结果是黑洞转变为白洞。当白洞逐渐冷却下来，就会形成星体，那就是发光极强的类星体。

天文学家说远离我们银河系，还有一个更大的仙女系，在30亿年后有可能和我们银河系相撞。那么依据《易经》可以推断，仙女系应该存在于另一反物质的宇宙中，如果可以通过虫洞这个时空隧道与银河系相会，并且相撞，那应该是一次较大规模的宇宙爆炸，但与宏观的宇宙大爆炸来说，仍然是局部的。宇宙就是这样，宇宙绝大部分时间处于由阳转阴的过程，当阴盛到了极点，物极必反，就会发生阴阳大转化，实行新一轮的宇宙大爆炸。然而在宇宙由阳转阴漫长的过程中，正是因为有大小规模的局部爆炸，使局部的阴不断转化为阳，从而推迟了总体由阳转阴的速度，从而推迟了下一轮的宇宙大爆炸。这种多层次的阴阳转化观点属于《易经》的精髓，它可以揭示宇宙的起源、运动、转化和轮回的全过程。

第三章

阴阳的衍生与相生、相克、相合关系

第一节 阴阳、四象、八卦、六十四卦

　　《易经·系辞上传》说："易有太极，是生两仪，两仪生四象，四象生八卦。"意思是《易经》认为，太极是代表阴阳未分，天地混沌的时期，宇宙万物由此创世。太极是大到极点的意思，到了极点就要发生变化，于是起始太极运动而分化出阴阳，形成天地，称作两仪。两仪继续分化为四象，即太阳、少阳、少阴、太阴，但这是抽象的，因此也有人把四象具体归为自然界的金、木、水、火。那么四象进一步衍生为八卦，即乾、坤、震、巽、坎、离、艮、兑，也可具体归为自然界的天、地、雷、风、水、火、山、泽。《易经》就是用这些符号解释世上各种自然现象和宇宙万物的衍生现象。

　　图3-1描述了太极阴阳的衍生规律，因为宇宙中的物质十分复杂，有各个层次和空间。此外，物质总在不断变化、衍生，而阴阳、四象、八卦、六十四卦正是在不同层次上，试图帮助我们认知宇宙中各种物质的变化。图

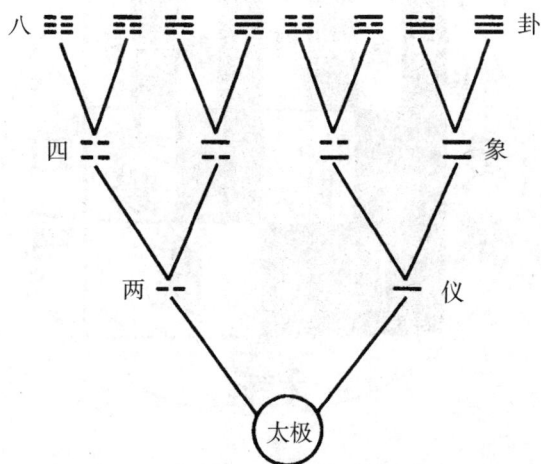

图 3-1 阴阳、四象、八卦生成图

3-1 中所示的太极，是阴阳未分时的一种原始状态，是混沌的，合一的。"太极"一词，也有人解释为"气"，解释为"理"，甚至解释为"以太"；《易经·系辞上传》曰"一阴一阳谓之道"，所以"太极"又被解释为"道"；老子曰："道生一，一生二，二生三，三生万物。万物负阴而抱阳，冲气以为和。"所以"太极"又可被解释为"一"。

"太极生两仪"的"两仪"，即"一阴一阳"，"两仪"相合为"太极"，"太极"又可分为"两仪"。所以"太极"可以是物质的"气"，精神的"理"，宇宙生成规律的"道"，宇宙生成前混沌状态的"一"。

两仪即阴爻和阳爻，在上图阴爻为一虚线"--"，阳爻为一实线"—"。两仪进一步分化为四象，即在阳仪上面各加一阳爻和阴爻，衍生为太阳和少阳；在阴仪上再加一阳爻和阴爻，衍生为太阴和少阴，于是产生了四象。

四象进一步分为八卦，即每一象上分别加一阳爻和一阴爻，四象衍生为三爻八卦，于是便"四分为八也"。

图 3-2 是一张流传甚广的伏羲八卦次序图，类似的图还有很多，根据这张图，当两仪生四象时，阴分为太阴与少阳，阳分为太阳与少阴。我认为图3-2 是错误的，从图 3-2 中我们可以看到，卦的第一爻（最底部）是非常重

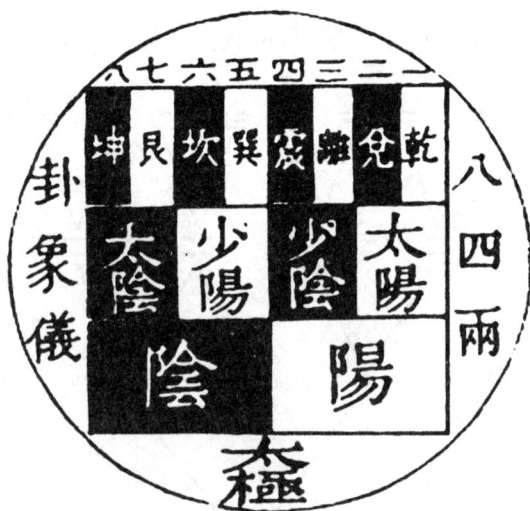

图 3-2　伏羲八卦次序图

注：引自谢文纬．两部天书的对话：易经与 DNA．北京：北京科学技术出版社，2006．

要的，因为卦的第一爻决定卦的阴阳性。最底层的第一爻是阳爻将决定整个卦为阳卦，最底层的第一爻是阴爻将决定整个卦为阴卦。因为从阴阳比计算，阳卦中的阴总不会超过阳，阴卦中的阳总不会超过阴。而从阴仪派生下来的卦，第一爻必定应该是阴爻，因此也就决定了派生的两卦都是阴卦；而从阳仪派生下来的卦，第一爻必定应该是阳爻，因此也就决定了派生的两卦都是阳卦。所以衍生时，所添加的一阴爻和一阳爻不能加在最下面，而是应该加在最上面。所以上面这张流传甚广的伏羲八卦次序图是错误的。

按照生成图的画法，无论是四象、八卦，还是六十四卦，或者更为复杂的卦象，只要看第一爻，即卦最底下的第一爻就能确定整个卦是阴卦还是阳卦。第一爻为阴爻，整个卦便是阴卦；第一爻为阳爻，整个卦便是阳卦。所以每个卦衍生时所产生的两个新卦，所添加的一阴爻和一阳爻一定要加在顶部，而不能加在底部。

宋代邵雍说"一分为二，二分为四，四分为八也"，然而这里要特别强调的是，《易经》对宇宙的解读和我们通常的认识不同，分化衍生并不是均等平分的，否则宇宙就会变得非常简单。四象和八卦阴爻、阳爻符号的不同，说明每象每卦的阴阳比是不同的，也就是说在宇宙的阴阳体中阴占多少阳占多少都是不同的，而在六十四卦中表现得更为明显，这才使得宇宙呈现出五彩缤纷、万紫千红的景象。

太极阴阳在实际的衍生过程中会遵循螺旋规律。而宇宙中的物体也遵循着螺旋的衍生规律：无极生太极，太极生两仪，两仪生四象，四象生八卦，螺旋衍生出来。并且还可按四爻十六卦、五爻三十二卦、六爻六十四卦等不同层次衍生出更精细的阴阳体。

为了更好理解《易经》揭示的螺旋衍生规律，我们可以看看太极图是如何衍生出八卦的。太极图中的阴阳鱼是运动的，不断做着螺旋运动。实际上，太极图在螺旋中衍生了3个同心的阴阳圆圈（图3-3），像切蛋糕一样将其平均分成八份，于是出现了先天八卦图。

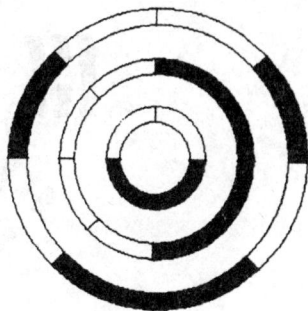

图3-3　太极阴阳螺旋衍生图

我们将图 3-3 像切蛋糕那样切割开，就构成了伏羲先天八卦图。在远古没有文字的时代，作为圣人的伏羲，作为天人合一的代表能够与自然界沟通，也许正是这样一笔一笔画出了先天八卦图，开创了我们东方的文明。

《易经·系辞上传》载："河出图，洛出书，圣人则之。"伏羲"仰观俯察"而作八卦，关于伏羲画卦有着各种传说，在河南洛阳东北 20 公里处，有一座古老的建筑"龙马负图寺"。相传在远古时代，先民们在这里繁衍生息，伏羲来到这里，教人捕鱼打猎，结绳记事。不久，伏羲离开这里，河中出现了一个怪兽，头像龙，身似马，满身鬃毛呈现无数漩涡。它非龙非马，在水中凶猛无比，所到之处，河水暴涨，草木枯死，闹得人们不得安居乐业。伏羲再次来这里，众人纷纷上前哭诉，伏羲实地察看了龙马糟蹋的人畜和草木，准备组织人们制服龙马。他们正要出击，昔日猖狂的龙马却一反常态，看见伏羲后变得非常温顺，摇着尾巴来到伏羲身边，伏羲抚摸着龙马的头，叫人们拿来一根绳子拴住龙马的脖子，又找来一根木桩插在地上，用柳条编成圈子，把龙马圈了起来。伏羲坐在寺庙的地上，根据龙马背上的鬃毛漩涡，精心描绘，用阳爻"—"和阴爻"--"，画出了乾、坤、震、巽、坎、离、艮、兑的符号，这就是伏羲先天八卦图（图 3-4）。伏羲先天八卦分别象征自然界的八种基本物象：天、地、雷、风、水、火、山、泽。

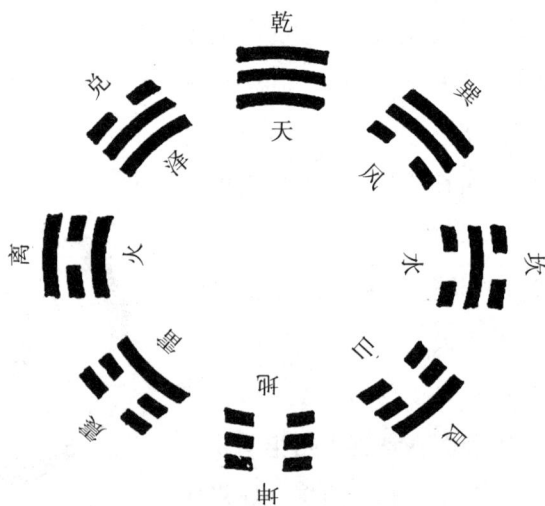

图 3-4　伏羲先天八卦图

　　八卦进一步衍生，重叠而成六十四卦。传说伏羲画八卦，神农乘之，演六十四卦。另一说法见于《易经·系辞下传》说："易之为书也，广大悉备。有天道焉，有人道焉，有地道焉，兼三材而两之，故六。六者非它也，三材之道也。"这样一来，六十四卦就是天四象、地四象、人四象的合成。实际上就是 $8×8=64$ 或 $4×4×4=64$ 的排列，但结果都是图 3-5 这张伏羲先天六十四卦图。

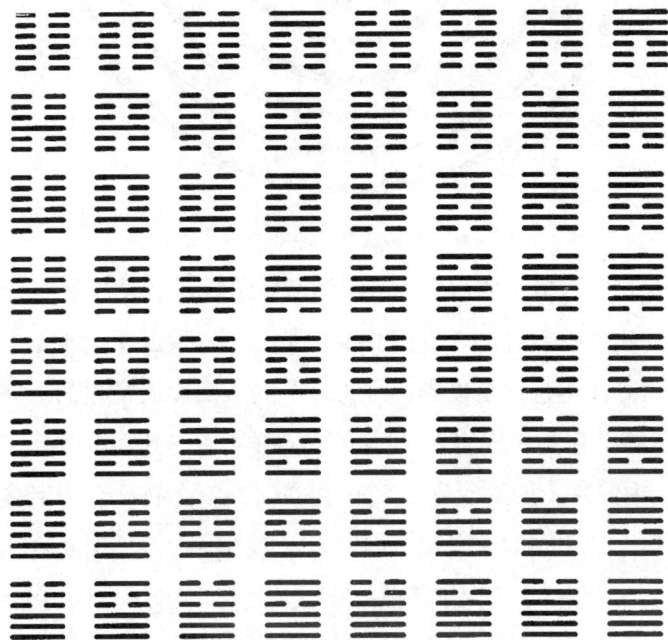

图 3-5　伏羲先天六十四卦图

　　当然六十四卦图也可以画成圆形螺旋状，并且更能体现宇宙中事物发展变化的螺旋循环结构和螺旋运动。实际上，太极图在螺旋中衍生了 6 个同心的阴阳圆圈（图 3-6），这时如果像切蛋糕那样纵切，可将其平均分成 64 份，也就是按螺旋状的形式分割出了六十四卦。

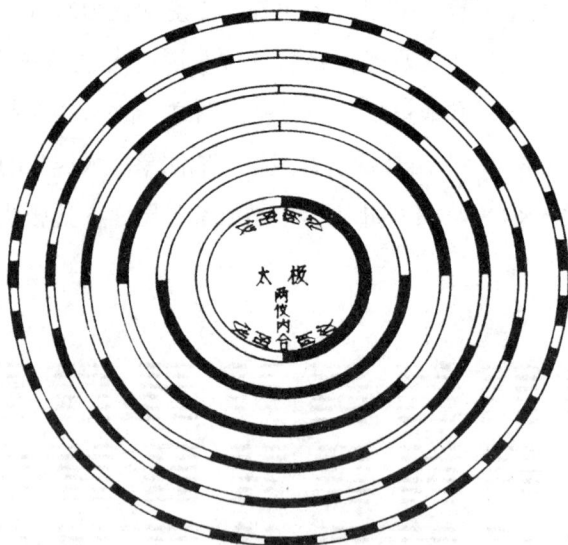

图 3-6　太极六十四卦螺旋衍生图

图 3-6 是一张太极生成六十四卦螺旋衍生图。无极生太极，太极生两仪，两仪生四象，四象生八卦。八生四爻十六卦，十六生五爻三十二卦，三十二生六爻六十四卦，而这都是以螺旋方式，一圈一圈逐层衍生的。如果将图中各圆圈合拢，像切蛋糕一样切成 64 等份，同样可以得到六十四卦。

《易经》中的六十四卦代表了宇宙中的 64 个阴阳体，各个卦或者说各个阴阳体的阴阳比是不同的。当我们揣摩六十四卦时，也能清楚看到由于阴爻和阳爻在每个六爻卦中排列不同使各卦彼此区别。如果 64 个阴阳衍生体是均等的，阴阳比也应该相同，那么六十四卦应该是同一个卦。实际上，六十四卦因阴爻和阳爻的排列不同而相互区别。这一点非常重要，《易经》中阴阳、四象、八卦、六十四卦的衍生不是复制，不是均分，而是派生出阴阳比不同的卦，每个卦代表了宇宙中的一个阴阳体。宇宙的衍生规律就是这样的，每个层次衍生的阴阳体数目不同，阴阳比也不同，这应该是宇宙的定数，可以通过《易经》精确计算出来，这是《易经》的精髓和核心内容。

第二节 三易

夏代的《连山》、商代的《归藏》、周代的《周易》，并称为三易。《新论正经》中说："《连山》八万言，《归藏》四千三百言。"《连山》与《归藏》魏晋之后下落不明，或被佛道吸收作经，或亡佚，成为中华文化领域里的千古之谜。目前得以世代流传下来的只有作为占卜之书的《周易》。

东汉易学家郑玄说："连山者，象山之出云连连不绝；归藏者，万物莫不归藏于其中；周易者，言易道周普，无所不备。盖三易之名，出自周礼，皆以八卦为经，分别重迭而得六十四卦。其不同者似在八卦排列次第与所占之数有所不同。故或以连山易以艮为首；归藏易以坤为首；周易以乾为首。"

《连山》是以四季六气为旺衰指引，以六甲值符为吉凶判辨之坐标，以三元九运为时空转换。古人观测天象发现，土星与木星每隔二十年要相会一次，处在一条直线上。当土、木二星相会时，地球上往往会发生一些重大的地质灾难和自然灾难，人们的行为也会出现某种明显的异常反应。观察、研究还发现，土星、木星与水星每隔六十年要在一条直线上相会一次，并且，每隔一百八十年，太阳系的九大行星就会同处于太阳的一侧，分布在一个小的扇面内，形成九大行星的大会合。这种天体运行规律循环往复，永不改变。古人洞悉这一天机，创立了划分时间的"三元九运"体系，从而构成了完整的三元和九运体系。

夏代的《连山》易，很可能不是起始于夏，而是出现在尧、舜时代。当洪水泛滥的时候，人们无处逃生，只能向高山跑。在落荒逃命的先民们的眼睛里，世上能够解救他们的似乎只有山。于是那时的先民们感恩大山，视"山"为伟大之物，认为大山有超自然力，甚至认为山为第一神。由于夏朝君王的先祖禹是以治水而名垂天下，所以《连山》易理所当然被夏王朝接受，使《连山》得以流传，从尧、舜时代一直传到夏代。

《归藏》相传为黄帝所作，有四千三百言。宋代家铉翁称："《归藏》之书作于黄帝。而六十甲子与先天六十四卦并行者，乃中天归藏易也。"（《易经·简述·第一章》）

商朝是最神秘的朝代，是世界公认中华文明信史的开端，也是最迷信神鬼的朝代，历代各王称自己为下帝均由巫师与老天沟通，国事家事一切由占卜来指示。传说中，商代人的祖先为"契"，契的母亲叫简狄。简狄曾与两位闺蜜去河里洗澡，见到燕子下蛋。简狄拾起燕蛋吞下，结果怀了身孕，然后生下儿子"契"。商朝人遂以燕子为图腾标志，这就是母系氏族社会中"知其母，不知其父"的反映。既然殷商的祖先出自母亲简狄，那么商朝人认为他们的一切都是这个伟大的母亲给的。于是，殷商将夏易的《连山》改为《归藏》，由坤卦开始，象征"万物莫不归藏其中"，即一切都来自母亲简狄。《归藏》易卦图与《周易》六十四卦卦图在卦的排列顺序不同，而《归藏》卦是按先天八卦逆时针排列的。

有文字并被流传下来的仅有《周易》，所以《周易》也就成为《易经》的代名词。传说周文王被殷纣王囚禁八年之久，忧患百姓，乃演易学，通便宜民，吉凶与民共患，著成《周易》，系以卦辞。《易经·系辞传》说："上古圣人结绳而治，后世圣人易之以书契。"说明易学在上古只有卦爻符号，其推衍方法，多口耳相承，到中古才开始有了文字叙述，而我们现在所能看到的仅有《周易》了。一些易学家推论，古代研究易学，必以图象为主，但后来失传，无法稽考。

《周易》是由卦爻符号和文字两个截然不同的部分组成的，而二者显然产生于不同的时代。其卦爻部分乃出自上古伏羲之手，其中六十四卦符号尽在其中；而文字部分则都会受到当时历史条件的制约和统治阶层需要的影响。特别是《周易》讲的是占卜，很容易把六十四卦的解释引入旁门左道。所以我们研究《易经》，更要注意的是天书的无字部分，而对于文字部分仅作参考，甚至可以完全忽略。当年莱布尼茨从一位传教士手中得到了伏羲六十四卦图，发现其卦符的变化和他发明的二进制制完全吻合。如果莱布尼茨当年只是去啃读苦涩难懂的《周易》原文，也许最终会误入文字的泥潭不能自拔，自然也不会发现《易经》中蕴藏着二进制的内容。

《易经》既然是由三易组成，如果我们只知《周易》，而不知《连山》《归藏》，就不能掌握《易经》的全部和真谛。然而八万字的《连山》和四千三百字的《归藏》，我们已无法考证。好在这部无字天书的真谛全部隐藏在六十四卦的符号中，因此我认为三易的不同只是卦爻的排列不同，从而反映出自然界中各种物质之间的不同关系。其实《连山》的学术思想在《太玄经》《归藏》都有体现，特别是在《元包经》中更有反映。虽然《太玄经》《元包经》的作者都是后人，但还是为我们留下了宝贵的易学内容。

孔子说，天道不变，但易卦之序有几种，用法不同，其序也异。传说神农氏将八卦相乘，推演出了六十四卦。夏代人继承了这些符号，发展成了夏易。清代马国翰所编辑的《连山》指出，连山易的八卦是艮（山）卦为首卦，以艮、震、巽、离、坤、兑、乾、坎为序（图3-7）。

能够反映《归藏》重要内容的为南北朝卫元嵩所著的《元包经》，如果说《周易》是以乾阳卦为首，代表了周朝以男性为帝王的统治王朝，他们主张男尊女卑的道德观；而《归藏》则是代表了母系的社会，提倡女权，所以归藏易是坤阴卦为首，以坤、乾、兑、艮、离、坎、巽、震之序排列（图3-8）。

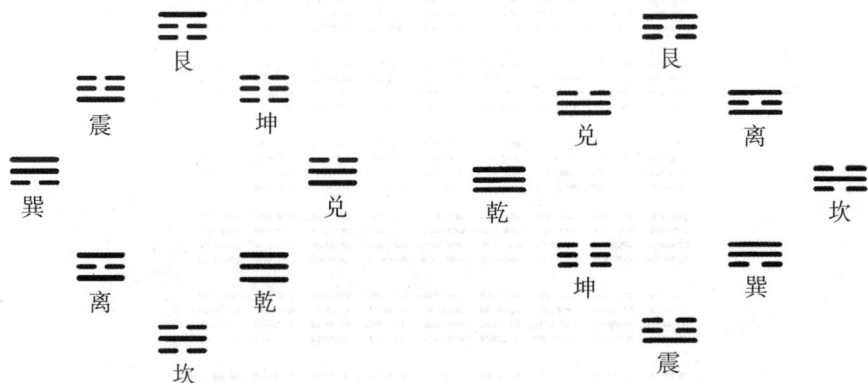

图3-7 连山八卦图　　　　　　　　图3-8 归藏八卦图

然而《周易》《连山》《归藏》三易只是卦的排序不同，而《易经》最具代表性的还是伏羲先天八卦图，这是无字天书，是伏羲直接观天察地，从观察自然所获得的宇宙符号，因此代表了宇宙的本源，反映了宇宙之道。而

《周易》《连山》《归藏》均为有字天书，既然有了文字的注释，就会加上人为的因素，特别是掺入了统治者的思想和当时社会的共识，所以必定带有历史的局限性。例如《连山》的出现与当时人们崇拜山有关，山成为那时古人躲避洪水的避难所；而《归藏》和《周易》则分别代表了当时女权或男权的统治思想。为此，带有文字的三易并不是《易经》的精髓，我们不必花费太多时间和精力进行研究，只是当作一段历史了解足矣。

当我写这一节时，在解读《连山》的《太玄经》时，却有了重大发现，这就是同样属于无字天书的太玄九九八十一卦图，这是《易经》通往科学的另一条路。

《太玄经》是汉代杨雄所编辑，也称《扬子太玄经》。司马光在《说玄》中评论道："易画有二，曰阴曰阳，玄画有三，曰一曰二曰三。易有六位，玄有四重。易以八卦相重六十四卦，玄以一二三错于方州部家为八十一首。"太玄之画有三爻，分别为"—""--""---"。每首9赞，3的4次方为81。太玄九九八十一卦图（图3-9）如下。

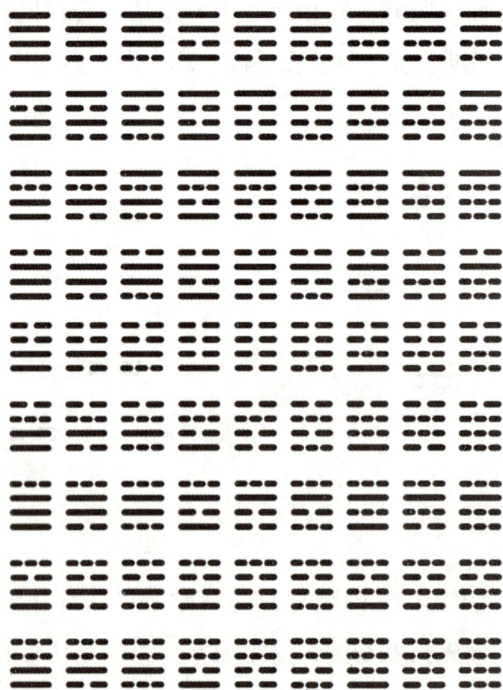

图3-9　太玄九九八十一卦图

世界上第一部系统研究三进制运动周期的专著当推《太玄经》，人类在现代电子计算机虽然使用的是二进制，然而将来有可能使用更为先进的三进制（包括3、9、18、27、54进制等）以及30、60制周期。这些进制不是人为的，不是由人随意确定的，而是宇宙万物运动周期的客观表现。《易经》包含的太极体系和太玄体系，表达的正是二进制周期运动和三进制周期运动，无论是二进制，还是三进制都可通过数学表达。太玄九九八十一卦图是否有科学性？在以后的章节中，只要我们带入数字，它的科学内涵就会被揭开。

第三节　三天八卦

老子在《道德经》云："道生一，一生二，二生三，三生万物。"太极阴阳和合为一，河图、洛书为二，先天、中天、后天八卦为三。

先天八卦相传来自于河图。它是乾坤定南北，坎离定东西，天南地北为序，上为天为乾，下为地为坤，左为东为离，右为西为坎。故先天八卦数是：乾一、兑二、离三、震四、巽五、坎六、艮七、坤八。它的中间数为0，以代表五或十。0象征着宇宙的元气。

后天八卦相传来自于洛书。它是坎离定南北，震兑定东西。故后天八卦数是：坎一、坤二、震三、巽四、中五、乾六、兑七、艮八、离九。它的中间数为五，与对宫纵横相加之和为十五。

中天八卦由母系社会时的《归藏》所出，与创立二十四节气有关。首坤起于大寒，卦序为坤一、乾二、兑三、艮四、离五、坎六、巽七、震八，每卦三节，正好配二十四节气。先天八卦、中天八卦、后天八卦，构成了多层次的太极观，展示了太极复杂的周期性运动。

成都中医学院邹学熹教授在他的著作《易学精要》中谈到：古代流传有伏羲先天八卦图（图3–10），属于先天易的范围；文王后天八卦图（图

3-11），属于后天易的范围。关于中天易和中天八卦图，历史上一直没有搞清楚。按照三易之说，《连山》有先天图，《周易》有后天图，《归藏》应有中天图。邹教授后来发现，中天图在卫元嵩《元包经》中，经过长时间的思考，邹教授终于绘制出了中天八卦图（图 3-12）。下面我们来分述三天八卦。

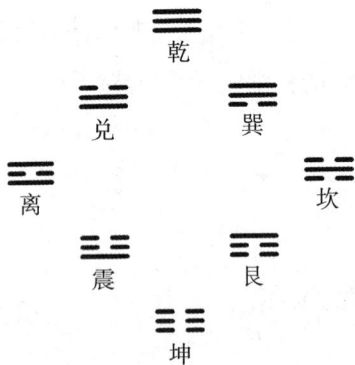

图 3-10　先天八卦图　　　　图 3-11　后天八卦图

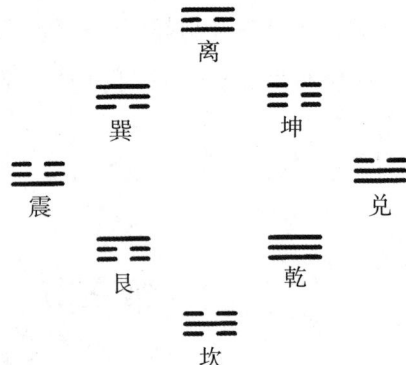

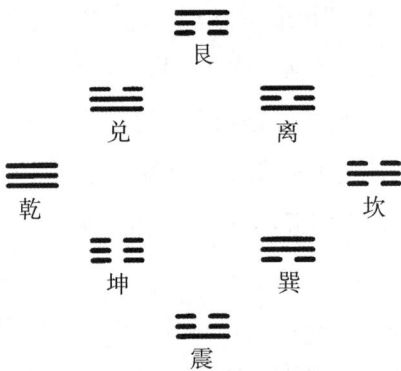

图 3-12　中天八卦图

　　先天八卦讲对峙，即把八卦代表的天地风雷、山泽水火八类物象分为四组，以说明它的阴阳对峙关系。《周易说卦传》中将乾坤两卦对峙，称为天地定位；震巽两卦对峙，称为雷风相薄；艮兑两卦相对，称为山泽通气；坎离两卦相对，称为水火不兼容，这些均是讲不同事物之间的对峙。

　　后天八卦讲流行，形容周期循环，如水流行，用以表示阴阳的依存与互根和五行的母子相生。后天图是从四时的推移，万物的生长收藏得出的规律，即万物的春生、夏长、秋收、冬藏，每一周期 360 日，八卦每卦主 45 日，其转换点就表现在四正四隅的八节上，这就构成了按顺时针方向运转的图 3-11。

图 3-12 由邹学熹教授按卫元嵩《元包经》的八卦排列次序而绘成，也就是根据《归藏》卦序，绘成后发现中天八卦确实反映了归藏易的特点。邹教授认为先天八卦图讲阴阳对峙，后天八卦图讲阴阳流行，中天八卦图则是讲阴阳调和的。

然而对峙、流行、调和这些概念还不足以使我们透彻地理解三天八卦。后来邹教授终于在他的另一本著作中，更清楚地讲明了三天八卦，从而也就讲明了三易的各自特点。他指出，先天八卦图实际上包含了五行相克的规律，后天八卦图包含了五行相生的规律，中天八卦图包含了五行制化的规律。相生、相克、制化道出了三天八卦的玄机。

如果说太极阴阳图揭示了我们大千世界的本质，大到天体、星系、宇宙，小到分子、原子、基本粒子，都是两性的阴阳体，即老子所说的"万物负阴而抱阳"。而万物的差别，仅仅在于不同的层次与空间，所含的阴阳比和阴阳纯度的不同；那么三天八卦卦爻排列的不同，则揭示了宇宙中大大小小的阴阳体相互之间的基本关系。无论关系多么复杂，由于都是阴阳体，它们之间总是在相互吸引着、排斥着、结合着，也就是说宇宙中万事万物之间的关系不外三种基本方式：相生、相克、相合，或者说促进、抑制、中和。

年过九十高龄的纪由先生，20 年前曾赠送我他的原创著作《阴阳初探》，在书中他对宇宙中客观存在的三种作用方式有过更为清晰和生动的描述，他说："宇宙间任何相互作用的力，归根结底只有三种：吸引、排斥、中和。……三种作用力，同属一种力，因强弱程度不同必将引起无穷无尽的重新排列组合。而这些排列组合都是因两性引起的。……如果只是单性，这种现象就不可能发生，一切只表现集合与分散，只是简单地堆积和分离，就不会出现新的结构和组织。因为宇宙中哪怕最基本的粒子都存在着两性相需，为了争夺异性，有时单干，有时同性之间又可能联合。每次中和被破坏以后，必将引起新的排列组合。……无论多么强和弱的引力、斥力，无论多么复杂的引、斥现象，都有它们的消失点，这个点就是平衡点，也就是中和点。……基本粒子之间的湮没现象，是最简单的中和。从微观到宏观，由表及里，由此及彼，一切相互作用的现象，到处存在着中和现象。如果没有中和也就不存在复杂的宇宙结构。……中和体是绝缘体。当两个完全相反相关的异性群体，在接触点相交时，由于异性相需，首先接触的异性必然首先中和。已经中和了的异性，阴阳双方都获得满足，因而产生了惰性，必然在中和点停滞不前。……每一次新的中和都将产生一种新的结构。这种现象就是古人所称的'阴阳合，万物生。'"

我们的世界是阴阳世界，不仅整个宇宙是阴阳体，而且世界上到处是阴阳体，只不过是不同层次的阴阳体。阴阳是宇宙相反相成的根本元素，是宇宙的父母，是宇宙万变不离之宗，宇宙万象都是不同层次阴阳的排列组合。阴阳互根，孤阴不生，独阳不长，阴阳是相互交织在一起的，并且是不可分隔的。任何物体都是阴阳体，它们之间的差别仅仅在于阴和阳各占多少，也就说是阴阳比的不同。

宇宙中的任何物体除了表现出它的阴阳性外，还要表现出它们之间的相互关系，所谓"万物有灵"，是指物质之间还要表现出看不到摸不着的相互作用力，即"吸引、排斥、中和"三种作用力，这些力又因强弱程度不同引起无穷无尽的重新排列和组合，根源都是因阴阳两性所诱发。

纪由先生认为宇宙中只存在三种力或三种相互关系，即吸引力、排斥力与中和力。这和我们研究三天八卦后所发现宇宙中普遍存在的基本规律是一致的，即宇宙中各阴阳体之间只存在三种关系，即三易所表现出的"相生、相克、相合"关系。宇宙中各阴阳体之间由于有了三天八卦的"相生、相克、相合"关系，宇宙才会不断变化，并且不断排列组合。

第四节　四象的相生、相克、相合关系

《易经》中的"易"字，曾有很多的解释。在古汉字中，"易"由上"日"下"月"所组成，而日月正是代表了阴阳，所以《易经》是讲阴阳的。事实上，《易经》作为无字天书，它的全部符号都是由阴爻和阳爻排列组合而成。"易"又可解释为变化，在许多译本中，"易"都被翻译成变化（changing）。所以《易经》又是讲变化的，什么变化呢？很简单，就是阴阳的变化，所以《易经》归根结底是讲阴阳变化的，这就是《易经》的本源。

然而"易"本身的字义是简易，因此《易经》是要把宇宙中各种复杂的阴阳变化用最简易的方式表达出来。研究《易经》的专著可谓多矣！好的论著看完后，应该在我们头脑中形成简单明了的概念，甚至产生顿悟。如果洋洋几十万字的书看完后，我们反而被难懂的文字、复杂的图形、深奥的算式搞昏了头。那么这类书已经违背了简易的原则，这就不是《易经》，而是玄学了。

三易可谓复杂，然而我们仅用六个字"相生、相克、相合"就可以概括三易的各自特点，即先天连山易主要包含相克的内容，后天周易主要包含相生的内容，中天归藏易主要包含相合的内容。那么能不能将这三方面的内容归纳到一个更简易的列式中进行表达呢？这与其说是我的奇思妙想，不如说是源于我的一次顿悟。

八卦是三易的经卦，如果我们要细致研究问题，就要从八卦推演到六十四卦；如果我们要归纳出更简易扼要的理论，就要从八卦上升到四象。四象是一个非常重要的认识层次。因为进入四象，我们就有了循环的概念，有了春夏秋冬四季的时间概念，有了东南西北方位的空间概念。在四象中，我们也就非常简单明白地看清了宇宙中万物相生、相克、相合的关系。

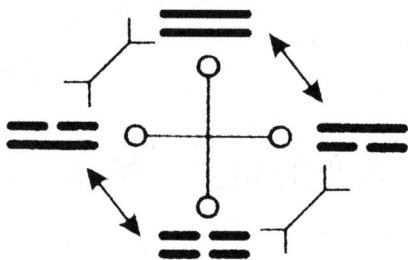

图 3-13　四象相生、相克、相合图

图 3-13 中双箭头代表了宇宙中相生、相吸，或者是相互促进的关系；双叉代表了相克、相斥，或者是相互抑制的关系；双圈代表了相合、中和，或者是结合的关系。而这三种基本关系，不是臆想出来的，完全是由四象各自不同的阴阳比所决定的。

上阳下阴，在四象中被称为太阳太阴，也称老阳老阴，它们极性相反且最强，如果上阳的极性为 +2，那么下阴的极性就为 -2。二者如果碰在一起，就会牢牢地结合在一起，出现相合、中和的现象。左阳右阴，在四象中被称为少阳少阴，它们极性相反且不甚强，如果左阳极性为 +1，右阴的极性就为 -1。二者碰在一起也会结合在一起，出现相合、中和现象。但结合的牢固度、稳定性不如上阳下阴。那么上阳与右阴、下阴与左阳之间会不会出现结合或中和呢？不会，因为阴阳比不匹配。+2 与 -1，-2 与 +1，从数字上我们也很容易看出阴阳不互补。但它们之间会出现相互吸引的作用，在复杂的物体之间则表现出相生或相互促进的作用。"异性相吸，同性相斥"这是自然界的普遍规律。而上阳与左阳，阴阳极性表现为 +2 与 +1；下阴与右阴之间，阴阳极性表现为 -2 与 -1；二者均表现出相斥的关系，即相克、相互抑制的关系。

四象是两对阴阳体的循环，正好完美地体现出宇宙中最基本的三种作用：相生、相克与相合。我们发现这三种作用只能在两对阴阳体范围内进行。无论是在八卦、六十四卦或更多的卦系中，相生、相克、相合都只能在两对阴阳体中体现出来。我们还发现任何一个阴阳体或一个单卦，无论是在四象、八卦，还是在六十四卦或更多的卦爻中，只能找到一个与其阴阳比正好完全相反，而且能够与之互补的阴阳体结合，并产生十分稳定的相合或中和作用。

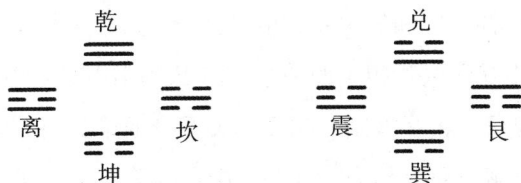

图 3-14　三爻八卦中的四象关系图

在三爻八卦中，相生、相克、相合的关系要比四象复杂，但比六十四卦则还是简单得多。我们将八卦中一对对阴阳体拆下来，再组装成各种类型的四象关系，它们之间相生、相克、相合的关系便一目了然。值得注意的是，每两对八卦相生、相克、相合的程度，或者说相吸、相斥、中和的力度都是不同的。图 3-14 八卦中的乾、坤、离、坎分为一组，兑、艮、震、巽分为另一组。每组作为四象关系，可清楚地看出它们之间相生、相克、相合的关系。其中第一组乾卦与坤卦和离卦与坎卦具有相合、互补、中和的关系，离卦与坤卦和乾卦与坎卦具有相吸、相互促进、相生的关系，乾卦与离卦和坎卦与坤卦具有相互排斥、相互抑制、相克的关系。而第二组兑卦与艮卦和震卦与巽卦具有相合、互补、中和的关系，震卦与艮卦和兑卦与巽卦具有相吸、相互促进、相生的关系，兑卦与震卦和巽卦与艮卦具有相互排斥、相互抑制、相克的关系。

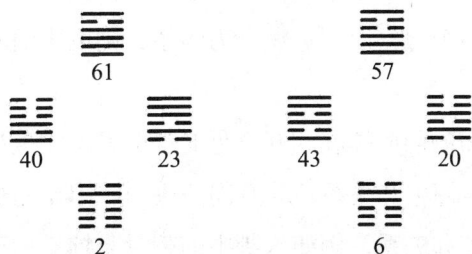

图 3-15　六爻六十四卦中的四象关系

在六爻六十四卦中的相生、相克、相合的关系则要比四象、八卦中的关系复杂得多。我们将六十四卦中一对对阴阳体拆下来，再组装成各种类型的四象关系，它们之间相生、相克、相合的关系便一目了然。图 3-15 六十四卦中的 61 大有卦、2 比卦、40 明夷卦、23 讼卦分为一组，57 大畜卦、6 萃卦、43 既济卦、20 解卦分为另一组。每组作为四象关系，可清楚地看出它们之间相生、相克、相合的关系。其中第一组 61 大有卦与 2 比卦和 40 明夷卦与 23

讼卦具有相合、互补、中和的关系，61 大有卦与 23 讼卦和 40 明夷卦与 2 比谦卦具有相吸、相互促进、相生的关系，61 大有卦与 40 明夷卦和 23 讼卦与 2 比卦具有相互排斥、相互抑制、相克的关系。而第二组 57 大有卦与 6 萃卦和 43 既济卦与 20 解卦具有相合、互补、中和的关系，57 大有卦与 20 解卦和 43 既济卦与 6 萃卦具有相吸、相互促进、相生的关系，57 大有卦与 43 既济卦和 20 解卦与 6 萃卦具有相互排斥、相互抑制、相克的关系。

四象可用来说明四个阴阳体的关系，四象是一个最基本的层面，反映了宇宙中阴阳体之间最基本的相生、相克、相合或吸引、排斥、中和的关系。然而宇宙是极其复杂的，充满在各个层面的阴阳体，无论是哪个层面的阴阳体，只要它们靠近，都会发生相生相克的关系，或者说在它们之间会发生引力和斥力的相互作用。而事实上，既然每个阴阳体中都有阴阳两个力，所以引力和斥力是同时发生的，只是哪个力大便表现出哪个力，而另一个力便被掩盖了。

西方科学喜欢单维思维，所以他们只能看到一个力，牛顿只提出了万有引力定律，实际上还应有一个万有斥力定律，两个力是交织在一起的，只不过引力大于斥力，结果牛顿只看到引力，却没有看到斥力。而我们东方人善于多维思维，根据《易经》的推理，既然宇宙中任何单体都是阴阳体，那么阴阳便会产生正反两个力，而究竟哪个力为主，则取决阴阳体的阴阳比，阴和阳孰大孰小。

宇宙中各个层面的阴阳体在相互靠近时都会发生相生相克的关系，但不会发生相合的关系，即中和关系；只有同一层面阴阳比完全相反的阴阳体之间才能发生相合或中和关系，例如八卦中的乾卦与坤卦，离卦与坎卦。宇宙中的相合或中和关系非常重要，正是有了相合或中和现象，宇宙才会摆脱永远争斗的局面，或者说结束乱成一锅粥的局面，从而使宇宙出现相对平衡、稳定的局面，使宇宙中旧秩序转化为新秩序，从旧的排列组合转为新的排列组合，因为阴阳比互为相反的阴阳体一旦结合中和，就会出现稳定的结构，并且形成一个天然绝缘体，就如同男女结婚后建立了一个稳定的家庭一样。因此东方人的思维与西方人的思维不同，西方人好斗，东方人主和，这在儒家称为中庸，佛家称为禅定，道家称为道，而中医治病的最高境界就是平衡阴阳，用寒凉的中药治疗温热病，用温热药中药治疗寒凉病，即所谓"治病必求于本"，调整阴阳，促进阴平阳秘。因此，《易经》的一个重要宗旨就是求得阴阳平衡。

第四章

河图与洛书

第一节 河图

河图、洛书为东方易数之本体，中国数术之源祖。河图、洛书是如何产生的呢？古人多认为河图出自黄河，洛书出自洛水，因此而得名。孔子在《易经·系辞上传》曰："河出图，洛出书，圣人则之。"

然而河图、洛书究竟为何物？宋以前并没有文字记载，直至宋初陈抟将失传两千多年的河图、洛书及先天图、太极图传于后世，人们才得以见其真面目。古人传说，伏羲时黄河中有龙马背负"河图"；夏禹时洛水有神龟背负"洛书"。元代吴澄在《易纂言》说："河图者，羲皇时，河出龙马，背之后毛，后一六，前二七，左三八，右四九，中五十。以象旋毛星点，而谓之图。羲皇则其阳奇阴偶之数，以画卦生者。"

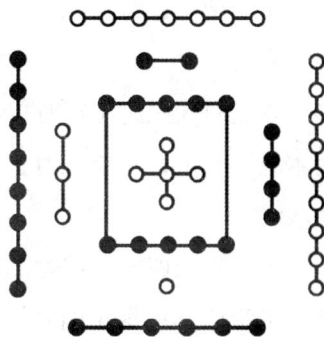

图 4-1　河图

以上这些近似神话的传说，遭到后世许多学者的反驳，我认为吴澄的话应该对一半，河图、洛书属于无字天书，应该出自无文字的伏羲时代，因此我更倾向邹学熹教授的观点，即河图洛书是古人直接观察天象时所得。河图（图 4-1）以一至十数合五方天地之象。在河图式中，以白圈为阳、为天、为奇数；黑圈为阴、为地、为偶数。并以天地合五方；现在让我们引进另一张与东南西北中方向对应木火土金水及阴阳黑白数的河图（图 4-2）。

河图是古人观天象时，根据五星出没时

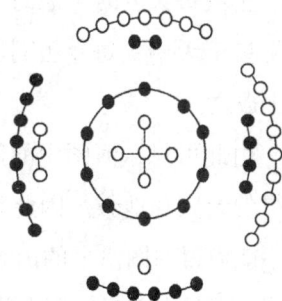

图 4-2　河图

节绘成的。五星指天上五颗行星，木星、火星、土星、金星、水星。五行运行，以二十八宿为区划，由于它的轨道距日道不远，古人用以纪日。五星一般按木、火、土、金、水的顺序，相继出现于北极天空，每星各行 72 天，五星合周天 360°。

古人在观天象时，并不是拘于一时一地，而是全方位一年四季连续观象，因此河图并不是反映出静态的一张图，而是至少反映一年四季东、南、西、北全方位的动态"象图"，河图是古人根据五星出没的天象而绘制，这也是五行的来源。那么河图中的数字是如何产生的呢？

古人在长年观天时发现，水星于每天一时（子时）和六时（巳时）见于北方，每月一、六日（初一、初六、十一、十六、二十一、二十六），日月会水星于北方；每年一月、六月夕见于北方。故曰一六合水，或天一生水，地六成之。

火星每天二时（丑时）和七时（午时）见于南方；每月逢二、七，日月会火星于南方；每年二月、七月夕见于南方。故曰二七合火，或地二生火，天七成之。

木星每天三时（寅时）和八时（未时）见于东方；每月逢三、八，日月会木星于东方；每年三月、八月夕见于东方。故曰三八合木，或天三生木，地八成之。

金星每天四时（卯时）和九时（申时）见于西方；每月逢四、九，日月会金星于西方；每年四月、九月夕见于西方。故曰四九合金，或地四生金，天九成之。

土星每天五时（辰时）和十时（酉时）见于中央；每月逢五、十，日月会土星于天中；每年五月、十月夕见于天中。故曰五十合土，或天五生土，地十成之。

由此可见，河图中的数字并不是古人随意标定的，而是古人长年观天象所得的天数和地数。因此我们不能仅仅把这些数字看作逻辑数字，否则我们就不能懂得河图洛书的内涵。河图的内涵是"象数"，而这个象不是静态的平面图，而是有着时空概念代表着天体运行的动态的"象"。

既然河图是古人在不同的时间周期下，整体、全方位观测宇宙天象后所得到的"天机"，那么这张带有数字的图必定会更接近宇宙的本源，更能反映时时变化的宇宙，并且能帮助我们在各个时空的层次认识宇宙千变万化的动态之象。

河图体现奇偶相配，生成相依，阴阳聚合的特点；更为重要的是河图体现了阴阳五行的流转和运行。然而自古以来，我们都知道河图是一张宝图，但我们迄今对它的认识还相当肤浅。现在让我们一起探讨河图的本源，希望能对河图的认识引向深入。

河图实际上为我们提供了 5 组数字，即 1 与 6，2 与 7，3 与 8，4 与 9 和 5 与 10。河图非常清楚用白圈和黑圈标示了奇数与偶数，也就是说河图向我们提供了 5 对数字，每对数字都是由一个阳数和一个阴数组成，这 5 对阴阳数分别代表了五行，即自然界的金木水火土，而这也是自然界的五种阴阳体。特别重要的是，河图向我们提供了或揭示了五行的阴阳比，即金为阴 4 阳 9，木为阴 8 阳 3，水为阴 6 阳 1，火为阴 2 阳 7，土为阴 10 阳 5。如果我们将阴阳比用分子式表示，阳数为分子，阴数为分母，那么金木水火土的阴阳比分别为：金 9/4，木 3/8，水 1/6，火 7/2，土 5/10。而这也是宇宙中五种最基本阴阳体的阴阳比。

河图中 1、3、5、7、9 为奇数，被称为天数、阳数；2、4、6、8、10 为偶数，被称为地数、阴数。那么河图中的奇数既然是阳数，我们就认定它们为正数，分别为 +1、+3、+5、+7、+9；河图中的偶数既然是阴数，我们就认定它们为负数，分别为 –2、–4、–6、–8、–10。现在我们将这些数字再代入到河图的 5 组数字对中，然后相加看看有何结果？于是我们发现了河图中这 5 组数字对之间的关系。

金（+9）+（–4）=+5，

木（+3）+（–8）=–5，

水（+1）+（–6）=–5，

火（+7）+（–2）=+5，

土（+5）+（–10）=–5。

我们发现金木水火土五数的绝对值都是 5，它们的差别仅仅是正数或负数。而正数代表了这个物体为阳体，负数代表了这个物体为阴体。我们显然也找到了这5组阴阳对数之间的平衡关系，为了进一步深入探讨，我现在引出图4-3。

河图数既然是象数，就表现出其独有的特点，首先河图数不是单数，而是双数、对数，是奇偶相配，一阴一阳的搭配，因为只有这样的数才能成"象"。什么样的"象"呢？这就是"螺旋之象"，图4-3就表现出了螺旋之象。

河图在整体上表现出螺旋之象，而我则认为对应五行的5组数都表现出不同的螺旋之象。河图数如何产生螺旋之象呢？我们不仅要看到河图数是奇偶相配，更要注意到河图的奇数为白圈、偶数为黑圈。每组数的奇数和偶数是相反的数，或者说一个是正力的数，一个是反力的数，因为只有正反力同时作用，才能产生螺旋之象。

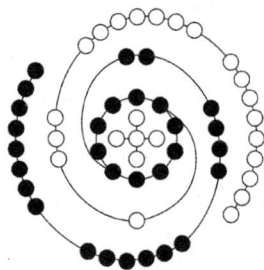

图 4-3　河图

在河图中，奇数代表了正旋转或者说是顺时针旋转的正力，偶数代表了反旋转或者说是逆时针旋转的反力。这样，正力和反力之差，或者是阴数和阳数之差，决定螺旋的旋转方向和速度。因此河图5组数不仅决定了五行不同的阴阳比，而且也决定了五行动态的螺旋之象。经上面的计算，五行的旋转方向不一样，金、火为顺时针的正螺旋态，而水、木、土则是逆时针的反螺旋态。

河图源于天上星宿，来源于对五星的观察，即太阳系九大行星中的金木水火土五大星，河图也是五行系统建立的关键。而更为重要的是，河图作为无字天书，因为是古人直接观天象得到的宇宙符号和数字，这就是我们前面提到过的：宇宙在衍生时，即无极生太极，太极生两仪，两仪生四象时，不是按阴阳均等分割衍生的，而是按不同阴阳比衍生的，而这在宇宙是个定数。因为四象是最简单的层面，古人在较长时间连续观天中洞察到了宇宙的秘密。然而如果衍生至三爻八卦、四爻十六卦、五爻三十二卦、六爻六十四卦时，更为精细复杂的阴阳比就不大可能观察到了，但可以通过河图告诉我们的四象阴阳比，推演出其他卦系的阴阳比。

第二节　洛书

洛书，是远古华夏文明的产物，是反映宇宙天地空间变化的脉络图。它是以黑点与白点为基本要素，以一定方式构成不同组合，并整体上排列成矩阵的图式。洛书古称龟书，是阴阳五行术数之源。元代理学家吴澄说："洛书者，禹治水时，洛出神龟，背之坼文，前九，后一，左三，右七，中五，前之右二，前之左四，后之右六，后之左八。以其坼文如字画，而谓之书。禹则自其一至九之数，以叙其洪范九畴。"

现在让我们进一步探讨洛书（图4-4）。洛书古称龟书，是龟背上的纹理，结构式是戴九履一，左三右七，二四为肩，六八为足，以五居中，五方白圈皆阳数，四隅黑圈皆为阴数。

洛书是如何产生的呢？洛书是无字天书，也是古人直接观测天象所得，古人认为北极星之位恒居北方，可作为定位的标准，因此根据北斗七星斗柄所指，在天体上找出9个方位上最明亮的星作为标志，便于配合斗柄以辨方定位，于是发现了9个方位的亮星及其数目，这就是洛书九星图（图4-5）。

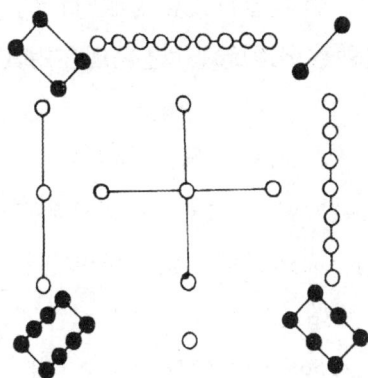

图4-4　洛书

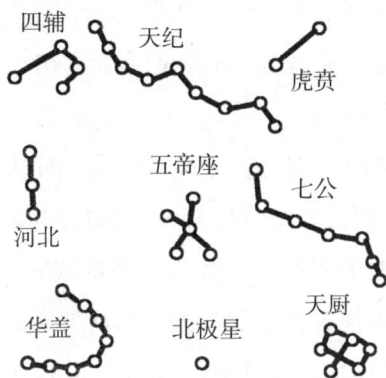

图4-5　洛书九星图

中宫五星，称五帝座，距中央而面向四方。五帝座下为北极一星，此乃定位之星。华夏古代的圣贤们昼日面南而立，以测日影，左东右西，上南下北，这与现代地图"左西右东，上北下南"正好相反，说明古今天文观测的方法不同。北极星所对南宫是天纪九星，正东方是河北三星，正西面是七公七星，北极星之右是天厨六星，北极星之左是华盖八星，天纪之左是四辅四星，天纪之右是虎贲二星。于是我们得到了洛书的数字表（表4-1）。

表4-1　洛书数字表

4	9	2
3	5	7
8	1	6

洛书之数被称为"神数"，洛书九数的排列，纵、横、斜相加皆十五，体现了各数之间的和谐与平衡关系。从洛书数字的排列，我们不难看出，无论三横行、三竖行，还是两条对角线，各数相加均为15。从上到下三横行为：4+9+2=15，3+5+7=15，8+1+6=15；

从左到右三竖行为：4+3+8=15，9+5+1=15，2+7+6=15；

两条对角线为：2+5+8=15，4+5+6=15。

此外，我们还看到数的螺旋运行轨迹，奇数运行线路为顺时针的左旋，偶数运行路线为逆时针的右旋。洛书的这种数字螺旋规律还表现在用其他方法进行演算。

图4-6是洛书奇数乘3的左旋图，从1开始，1×3=3，3×3=9，9×3=27，27×3=81，81×3=243，243×3=729，729×3=2187……无论数字再大，每个数的积的个位数与洛书奇数对应相同，而运行的左旋路线也完全一致。上面右图是洛书偶数乘2的右旋图，从2开始，2×2=4，4×2=8，8×2=16，16×2=32，32×2=64，64×2=128，128×2=256……无论数字再大，每个数的积的个位数与洛书偶数对应相同，而运行的右旋路线也完全一致。

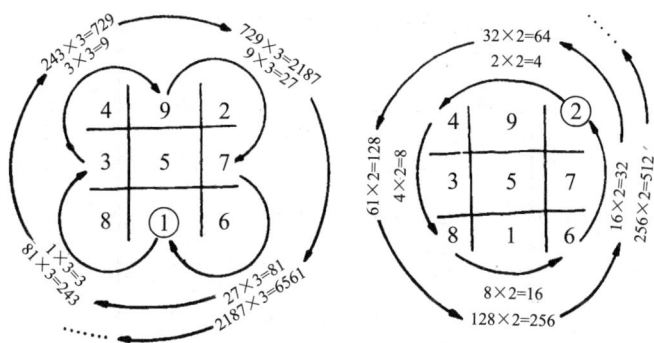

图4-6　洛书奇偶数理图

图4-7原载于清代李光地《周易择中·启蒙附论》一书中，李氏认为："勾三，股四，弦五；勾九，股十二，弦十五；勾二十七，股三十六，弦四十五；勾八十一，股一百零八，弦一百三十五。此洛书四隅合中方。而寓四勾股之法也者，推之至于无穷。"

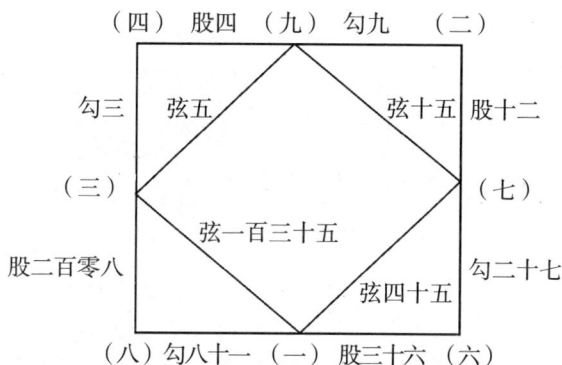

图4-7　洛书勾股图

我们从图4-7的左上角勾三股四弦五开始演算，向左顺时针旋转，每个数乘3，均符合 $a^2+b^2=c^2$ 的勾股定律，然而无论数再大，各数的个位数与洛书的各数对应，并且运行的左旋路线也完全一致。

宋代杨挥对方阵很有研究，他从洛书九数排列，纵、横、斜皆十五的启发，推演出洛书的三三方阵的变化，一直到九九方阵的变化。三三方阵不必再介绍了，让我们简单介绍一下四四方阵，纵横斜之数皆34，杨挥作出了128张图，以下我们举两表4-2、表4-3：

表 4-2　四四方阵表 1

6	15	3	10
9	4	16	5
12	1	13	8
7	14	2	11

表 4-3　四四方阵表 2

4	9	5	16
14	7	11	2
15	6	10	3
1	12	8	13

以上纵、横、斜行四数相加皆 34，体现了各数之间的和谐与平衡关系，也是洛书之数在不同层面的体现，如果洛书之数是三维世界的和谐平衡之数，那么四四方阵之数就应该是四维世界的和谐平衡之数。

邹学熹教授在《易学精要》中称河洛图式，一方一圆，构思极为精妙。这说出了河图、洛书之间的微妙关系，即方圆关系，而中国古代历来认为，圆为天，方为地，即天圆地方。现在让我们引出图 4-8，它很清楚地

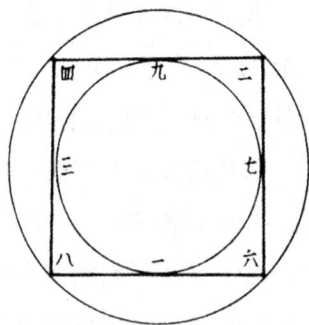

图 4-8　洛书方圆图

表达了这种方圆关系。

　　天圆地方实际上体现了时间和空间的关系，即时空概念。现代科学也认识到，时间不是永恒不变的，时间在不同的运动状态和速度下是可以改变的，甚至时间的方向也是可以改变的，而与时间相关联的空间也会随之发生改变。事实上，宇宙中可分很多的层次，在不同的层次中时空是不同的。宇宙是动态的、变化的，因此我们要全面深入认识宇宙，就必须挖掘《易经》中具有时空概念的多维思维模式。西方科学以逻辑数理为代表的单维思维方式和在一个封闭的系统中进行科学研究的方法，显然已经不能适应人类目前飞速发展的科学步伐。

　　图 4-9 是我在孙国中所著的《河图洛书解析》中找到的一张图，书中谈到圆方互容，取奇圆偶方之义。这使我想到此图可以表示宇宙多层次的时空关系，而奇圆偶方又使我想到三三方阵、五五方阵、七七方阵、九九方阵等数字。我们都无一例外地发现在奇数的方阵中存在一个"米"字型的平衡数，而这"米"字型可以看作是圆的坐标。任意取四四方阵、六六方阵及八八方阵数字。我们

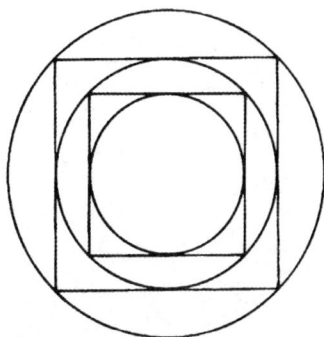

图 4-9　方圆层析图

都无一例外的发现在偶数的方阵中存在一个"X"字型的平衡数，而这"X"字顺转或逆转 90°，就变成一个"十"字坐标，我们可以看作这是方的坐标。如果我们将这些奇数方阵与偶数方阵连在一起，我们就能得到一张计算宇宙不同层次时空的数字图。

　　洛书是基于河图的斜向偏移而产生的变化轨道，洛书对于天地变化呈现的是一种极为抽象的数理表达，但洛书表达时空变化主要集中在其中一种称之为"X 系"的数理，正如字母 X 的形状所示，它与数学中的乘法是相同的。如果我们把洛书的每一个数字分别乘以 2 至 10，我们便可得到另外九张呈倍数增加的洛书，无论纵、横、斜相加数均相等，并随着倍数的递增，同时也呈有规律的递增，分别为 30、45、60、75、90、105、120、135、150，而且递增数差均为 15，体现了各数之间的和谐与平衡关系，同时说明我们古老的

先哲们所发现的河图洛书的神奇，因为无论是河图所反映出宇宙基本阴阳体的阴阳比定数，还是洛书所反映出的宇宙和谐平衡之数，都说明了《易经》中确实存在着宇宙的玄机和科学的内涵。

第五章

《易经》的实用

第一节 《易经》与天干地支

天干地支是公元前2697年（这是一个传说，确切的时间有待进一步考证），中华始祖黄帝建国时，命令当时的天象官大桡氏探察天地之气机，探究五行（金木水火土），始作甲、乙、丙、丁、戊、己、庚、辛、壬、癸等十天干，及子、丑、寅、卯、辰、巳、午、未、申、酉、戌、亥等十二地支，相互配合成六十甲子用为纪历之符号。在近百年出土的殷墟甲骨卜辞中，载有大量用于纪日的干支记录。说明早在殷商时代，就已普遍使用干支纪日了，所以干支的产生，应该比殷商更早。

中华的古人站在大地上，仰望星辰密布，于是把大地作为宇宙中心，日月星辰代表钟表上的指针，又把二十八星宿划分为十二个区，这十二个区就是最早的地支。根据现代天文学知识，可以知道周天二十八星宿是由恒星组成的。在天文学上，恒星十分稳定，相对位置几千几万年甚至更长时间内都保持不变，对地球的影响也相对稳定，地球及其他行星不断围绕太阳公转，而整个太阳系是相对于北极星位置不变，并在银河系中做螺旋运转，这就形成了因日月五星运行而造成星星之间位置关系的改变，进而影响了特定星宿对地球及地上万事万物的影响。

天干地支源自中国远古时代对天象的观测，用六十对天干地支来表示年、月、日、时的序号，周而复始，不断循环，这是干支纪时法，犹如十个天干不动，地支在不停地旋转，然后按照顺序阴干配阴支、阳干配阳支得到60甲子的规律来纪录年份。干支纪录年份60年为一个周期。

天干的运行周期为十，以十个时辰、十天、十个月、以及十年为不同时段的周期，并不断有序地反复循环，形成稳定的周期律。地支的运行周期为十二，以十二个时辰、十二天、十二个月以及十二年为不同时段的周期，并不断有序地反复循环，形成稳定的周期律。天干地支的配合，制造出一个以六十个时辰、六十天、六十个月、以及六十年为一周的运行周期，并不断有序地反复循环，形成稳定的周期律。由于天干地支配合产生的周期以天干"甲"与地支"子"为开始，因此人们将以六十为一个过程的周期称为"甲子"（表 5-1）。

表 5-1　六十甲子表

甲子	乙丑	丙寅	丁卯	戊辰	己巳	庚午	辛未	壬申	癸酉
甲戌	乙亥	丙子	丁丑	戊寅	己卯	庚辰	辛巳	壬午	癸未
甲申	乙酉	丙戌	丁亥	戊子	己丑	庚寅	辛卯	壬辰	癸巳
甲午	乙未	丙申	丁酉	戊戌	己亥	庚子	辛丑	壬寅	癸卯
甲辰	乙巳	丙午	丁未	戊申	己酉	庚戌	辛亥	壬子	癸丑
甲寅	乙卯	丙辰	丁巳	戊午	己未	庚申	辛酉	壬戌	癸亥

然而天干地支除了为古人纪时，更为重要的是其中体现了《易经》阴阳五行的法则。天干，就是天体互相干扰的意思，是五行的法则，五行的阴阳变化，在我们的太阳系中，地球和其他星球彼此干扰，按照现代物理学说法，就是地球和各个星球的放射功能，彼此吸收、吸引、排斥互相发生作用，这就是相生相克。十天干是用来描述太阳的运行周期的，古代一个月为 36 天，十月太阳历就是夏历。

地支的命名也是古人观测天文的运行规律，联想到地球上的十二节气，地支代表植物的枝干，其实是天象运行时对大地上植物的影响，何时发芽，何时开花，何时结果，何时枯萎的一个过程。同时也是人从生到死的过程，以及万事万物从新生到衰败的过程。地支，也有地球支撑的意思，地球承载万物，地球本身在太阳系中运行，与各个星球之间互相产生干扰，无形中有一个力量在支撑，这就是地支，主要是指月亮和地球发生的作用。十二地支是用来描述月亮运行周期的，代表十二个月，即十二月太阴历。此外，十二地支还对应十二生肖，即子鼠，丑牛，寅虎，卯兔，辰龙，巳蛇，午马，未羊，申猴，酉鸡，戌狗，亥猪。

天干地支是《易经》的产物，首先天干和地支分阴阳。子为阳，丑为阴，寅为阳，卯为阴，以此类推。而天干地支的搭配，要阳干配阳支，阴干配阴支。天干地支是古人发明的一种符号，用来记录万事万物和宇宙气象之间关联的一种密码。天干地支和五行八卦的关系密不可分，而八卦正是来源于《易经》。

天干里面充满了阴阳五行思想，比如甲乙属木，但是甲为阳木，代表大树，而乙为阴木，代表小木头，甲是主动的作用力，可以作用于日月五星，而乙是被动的作用力，是被日月五星所影响，也可称作反作用力。甲乙属木，丙丁属火，戊己属土，庚辛属金，壬癸属水。

十二时辰也是用十二地支表述的，子丑寅卯辰巳为：1、3、5、7、9点，即子时为午夜11点至凌晨1点，丑为凌晨1点至3点，以此类推。午未申酉戌亥为：1、3、5、7、9点，即白天午时为中午11点至下午1点，未为下午1点至3点，以此类推。古代某些朝代常说的几更天：即一更、二更、三更、四更、五更。一更为戌时、二更为亥时、三更为子时、四更为丑时、五更为寅时。所以才有三更半夜（指的是子时23点至凌晨1点）。

十天干作为整体，其联系的纽带也是五行思想。具体就是天干配五行：甲木、乙木、丙火、丁火、戊土、己土、庚金、辛金、壬水、癸水，其中甲、丙、戊、庚、壬为阳性，乙、丁、己、辛、癸为阴性。

表5-2　天干配五行

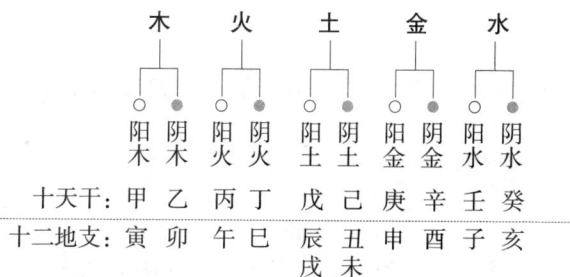

	木		火		土		金		水	
	阳木	阴木	阳火	阴火	阳土	阴土	阳金	阴金	阳水	阴水
十天干	甲	乙	丙	丁	戊	己	庚	辛	壬	癸
十二地支	寅	卯	午	巳	辰戌	丑未	申	酉	子	亥

在甲、乙、丙、丁、戊、己、庚、辛、壬、癸十天干的五行性质特色中，显示出甲乙携带着木气，丙丁携带着火气，戊己携带着土气，庚辛携带着金气，壬癸携带着水气，它表明天上的五行之气在按部就班地遵照五行相生的程序运行变化。在子、丑、寅、卯、辰、巳、午、未、申、酉、戌、亥十二地支的五行性质特色中，显示出寅卯携带着木气，巳午携带火气，申酉携带

金气，亥子携带水气，辰戌丑未携带土气，以一种独特的程序运行，表明地上五行之气遵循五行相生规律。天干表明是天上的五气规律，地支表明是地上的五气规律。

《易经》中有一个名词叫纳甲，也就是把五行、八卦、天干、地支，归纳到一起。天干的位置是：东方甲乙木、南方丙丁火、西方庚辛金、北方壬癸水、中央戊己土。举例说明：如东方木，甲乙两个字代表，甲木是代表生长的元素，代表生发，是阳木，乙木是成形的代表，代表成形的物质，是阴木。

古人以天干地支作为载体，天干承载的是天之道，地支承载的是地之道。在天成象，在地成形，在人成运；天道与地道决定着人道，故设天干地支以契天地人事之运。天地定位，干支以定时空，时空以定世界。干象天而支象地，万物虽长于地上，但是万物的荣盛兴衰却离不开天。

人们通常认为，天干地支是用来记录时间的工具，它可以记时、记日、记月、记年。的确，年有干支，月有干支，日有干支，时有干支。而从天干地支的本质内涵上看，更为重要的是，通过天干十个和地支十二个神秘符号，运用《易经》阴阳五行的规律，反映月亮、金木水火土行星以及太阳对地球的周期影响。

第二节 《易经》与《孙子兵法》

《孙子兵法》被誉为"兵家圣典""世界古代第一兵书"，全书共十三篇，六千字左右，诞生在 2500 年前。作者孙武是春秋末期齐国人，从齐国流亡到吴国，辅佐吴王，成为齐国名扬天下的军师。原版的《孙子兵法》以象形文字书写，兵书需擅长形象化思维者方能悟透。

如今《孙子兵法》已被翻译成多国文字，为各国军事家所器重。《孙子兵法》博大精深，其战略战术原则备受推崇。《孙子兵法》讲的不是小谋略，而是大战略、大智慧。现将《孙子兵法》要点介绍如下：

1. 避实击虚

孙子说："夫兵形象水，水之行，避高而趋下；兵之形，避实而击虚。"战争中兵力必定有强有弱，作战中应当避开敌人兵力强大部分，而重点进攻敌军兵力薄弱部分，这样就能夺取战斗的胜利。

2. 致人而不致于人

"致人"，即调动敌人，让敌人依照我的意图行事；"致于人"，即被敌人调动。在战争中，最重要的便是要掌握战斗的主动权，没有主动权，就会被敌人牵着牛鼻子走，就会陷入被动、消极防御甚至处处挨打的境地。而掌握了战斗主动权，则能改变不利形势，让敌人"佚能劳之，饱能饥之，安能动之"这一点是取胜的必备条件。

3. 先胜而后求战

孙子说："故善战者，立于不败之地，而不失敌之败也。"孙子说"胜兵先胜而后求战，败兵先战而后求胜"，意思是打胜仗的军队通过先制造胜利的态势然后向敌人挑战展开进攻，打败仗的军队先作战然后设法谋求胜利。孙子说："兵者，国之大事，生死之地，存亡之道，不可不察也。"由于战争关系到国家、民族存亡的大事，因而必须慎重。所以在战争前，应认真地分析双方的优势和弱点，力求使自己立于不败之地。善于作战的人，总是打有把握之仗，而不打无把握之仗。孙子说："故善战者，立于不败之地，而不失敌之败也。"

4. 知彼知己，百战不殆

孙子指出，在战争中要立于不败之地，就必须了解自己，也了解敌人。知彼知己，才能去实施避实击虚之计，才能掌握战场的主动权，变不利因素为有利因素，最终战胜敌人。同时，孙子还指出，要真正做到"知彼知己"，就必须舍得花大力气去探知敌情，掌握敌情，这是进行"庙算"的基本前提。

5. 以正合，以奇胜

孙子提出了一个"奇正"的命题，即在作战的战术部署中，兵力部署以承担正面作战为正，进行侧击、包围、迂回为奇；担任钳制敌人主力的为正，列阵对敌、明攻为正；承担突击为奇，采用机动、偷袭或者特殊战法为奇。

因此作战必须有"正奇"变化,要"以正合,以奇胜",才能最终赢得主动。

6. 识众寡之用者胜

孙子说:"凡用兵之法,十则围之,五则攻之,倍则分之,敌则能战之,少则能守之,不若则能避之。"这是使用兵力的一般原则。另一方面,孙子又说:"兵以诈立,以利动,以分合为变者也。"意思是说打仗、用兵应视不同情况,灵活使兵力分散或集中,在我方兵力不如敌人时,要设法分散敌人的兵力,这样,在局部上造成"我专为一,敌分为十,是以十攻其一"的相对优势,给敌人以有力打击。孙子还说:"兵非益多也,惟无武进,足以并力、料敌、取人而已。"可见,孙子提倡兵力的部署要以敌我力量的对比为依据,在作战中采取机动灵活的战略战术来保存自己,消灭敌人。

《谋攻篇》里,孙子说:"是故百战百胜,非善之善者也;不战而屈人之兵,善之善者也;故上兵伐谋,其次伐交,其次伐兵,其下攻城。攻城之法为不得已。"这里,孙子说,谋略很重要,用计谋退兵,才是兵家之大胜。

《计篇》里,孙子说:"将者,智、信、仁、勇、严也。"作为一个将领,首先要有智慧,有了智慧才可以拥有信、仁、勇、严,方可带好队伍,取得战争的胜利。

据说战国时代的鬼谷子聚徒讲学,苏秦、张仪、孙膑、庞涓都是他的弟子。苏秦和张仪是倡导纵横的外交家,而孙膑和庞涓为著名的兵法家,皆出鬼谷子门下。显示了外交与用兵的关系密切,也印证了兵法与易学关系深厚。《鬼谷子》和《道德经》都是从《易经》的阴阳理论提炼出自己的观点。《道德经》可以理解为"道"的宏观应用,而《鬼谷子》则可以理解为"道"的微观应用。宏观和微观的差别在于:宏观是研究事物发展的总趋势,而微观则注重通过时间空间的"小范围"变化来操纵事物。

《孙子兵法》具有阴阳五行思想,开篇提出用兵必需的五事,即道、天、地、将、法。《孙子兵法·虚实第六》指出:"五行无常胜,四时无常位。"孙子对天者的解释为"阴阳、寒暑、时制也";对地者的解释为"远近、险易、广狭、死生也"。在兵法的全篇中,贯穿了诸多的易学思想原则并加以整合和切合实际的引用:如胜败、强弱、攻防、进退、虚实等多种对立统一关系,体现了《易经》中"一阴一阳之谓道"的精神。《孙子兵法·势篇》说"凡战者，以正和，以奇胜，故善出奇者，无穷如天地，不绝如江河……"，在字里行间里都闪烁着易学的思想。

《孙子兵法》中的"以智克力""以柔克刚""不战而胜""以德服人""天人合一"等理念均反映出《易经》的思想。《孙子兵法》将战争提升到更高的理性层面上来认识，它把战斗放在更大战略范围上来运作；它关注使用力量的正义性，强调战争的道德前提；它并不主张简单地从力量正面的对抗中直接达到战略目的；而是强调潜在地或无形地使用力量，追求"不争之争"的战略境界，尽可能减少力量对抗损害，尽可能以最小代价获得战略优势的结果。《孙子兵法》的理念，无形中把残酷的战争导入到理性的约束之下，将有目的对抗规范在有序的框架之中运行。

《易经》主张阴阳平衡，虚实结合法则。《周易》常用"征"字，这个"征"字拆开来就是奇正，与孙子在《兵势篇》提出的"凡战者，以正合，以奇胜"有明显共同点。面对各个时代出现的强势和弱势，《易经》主张尽量不用抗争的形式，尽量不发生流血冲突，主张采取柔和的方式，这与《孙子兵法》的和平理念，尽量降低战争的灾害相一致。

《孙子兵法》"道""天""地""将""法""形""势""虚""实"等全方位讲述了冷兵器战斗的各种要领，即使是对于现代的战争和商战中也都有积极的启发。《孙子兵法》的要领简单说来就是：能合作就合作，能不打就不打，和气生财，如果必须要打，只拿我的长处打你的短处。同时，打仗一定要保证先不败，然后再取胜，这跟做生意的道理一样，首先不亏本，然后再想去赚钱。《孙子兵法》中的"多算胜，少算不胜，而况于无算乎！吾以此观之，胜负见矣"，这样庙算为先的名言，几乎在社会的所有领域，无有不通用之理。

《易经》是揭示宇宙本源、基本规律的天书，所以《易经》是永恒的。《孙子兵法》源于《易经》，因此也是永恒的。这部军事名著不仅跨越了国界，而且超越了时空。正如英国空军元帅约翰·斯莱瑟在《中国的军事箴言》一文中深有体会地说："孙子引人入胜的地方是他的思想太惊人了！如果把一些词句稍加变换，他的箴言就像是昨天刚写出来的。"

第三节　易医同源

　　《易经》的核心思想是阴阳，易医同源是建立在阴阳学说之上的。《黄帝内经》（简称《内经》）是中医的第一部医学经典，全书的核心思想也是阴阳，认为生命来源于自然界阴阳二气。人体生命活动与自然界阴阳二气相通，生命的根本在于阴阳二气的协调统一，即"生气通天"。认为人与自然界的结合是生命的根本，而这个根本源于阴阳。天地之间，六合之内，大至九州之域，小至人的九窍、五脏和躯体四肢，都与自然之气相通。因此《内经》云："阴阳者，天地之道也，万物之纲纪，变化之父母，生杀之本始，神明之府也。治病必求于本。"又云："阴阳者，数之可十，推之可百，数之可千，推之可万，万之大不可胜数，然其要一也。"

　　明代著名医家张景岳在《景岳全书·传忠录·阴阳篇》说："设能明彻阴阳，则医理虽玄，思过半矣。"《内经》又云："明于阴阳，如惑之解，如醉之醒。"中医如此鲜明的阴阳理论说明了易医的同源，实际上中医是《易经》派生的，中医和《易经》自古融为一体。《易经》讲述天地有五行，五行生八卦，八卦有阴阳两极，天地平衡之道，反复循环，互相调和。中医治病的根本方法就是调和阴阳，中医治病的过程就是使身体内失衡的阴阳，通过中医的方法达到平衡，这叫"治病必求于本"。

　　中医以水火作为阴阳的征象，水为阴，火为阳，反映了阴阳的基本特性。如水性寒而就下，火性热而炎上。其运动状态，水比火相对的静，火较水相对动，寒热、上下、动静，如此推演下去，用来说明事物的阴阳属性。

　　中医认为，气是世界的本原物质，气一物两体，分为阴气和阳气。阴阳是气的固有属性，气的运动是阴阳的对立统一运动，气是构成人体和维持人体生命活动的物质基础。人体之气按阴阳特性可分为阴阳两类，把对人体具有温煦推动作用的气称之为阳气，把对人体具有营养滋润作用的气称为阴气。气的阴阳对立统一运动是生命运动的根本规律。

中西医诊治思维不同。有人说把复杂的东西简单化是智慧，把简单的东西复杂化是知识。中医可能就是前者，而西医则是后者。中医是把身体看成一个大的系统，从整体上来认识人的生理功能和病理，这个系统和谐平衡就是健康，反之就是病态，而这个巨系统最核心的功能便是能量的分解、合成与利用，这正是阴阳理论的基本内容。

阴阳失衡分四大类型：阳盛、阴虚、阴盛、阳虚。中医认为疾病是人体阴阳偏盛偏衰的结果，临床辨证主要依据病人的症状和体征。

阳盛证：主要为实证、热证等阳证。症状为精神兴奋狂躁，面色红，壮热恶热，便干尿赤，口渴、喜冷饮；舌质红绛苔黄，脉洪滑数有力。

阴盛证：主要为虚证、寒证等阴证。症状为精神萎靡，面色白，肢冷畏寒，便溏尿清，口不渴、喜热饮；舌质淡苔白，脉沉迟细无力。

阴虚证：为人体阴液不足所表现的证型。症状为五心烦热，潮热盗汗，咽干颧红，二便秘结，舌红少苔，脉细数。

阳虚证：为人体阳气不足所表现的证型。症状为畏寒肢冷，口淡不渴，神疲乏力，尿清便溏，舌淡苔白，脉弱。

阳盛则热属实热证，宜用寒凉药以制其阳，治热以寒，即"热者寒之"。阴盛则寒属寒实证，宜用温热药以制其阴，治寒以热，即"寒者热之"。因二者均为实证，所以称这种治疗原则为"损其有余"，即"实者泻之"。

阴阳是辨别证候的总纲：如八纲辨证中，表证、热证、实证属阳；里证、寒证、虚证属阴。在临床辨证中，只有分清阴阳，才能抓住疾病的本质，做到执简驭繁。所以辨别阴证、阳证是诊断的基本原则，在临床上具有重要意义。

在疾病的发展过程中，阴阳转化常常表现为在一定条件下，表证与里证、寒证与热证、虚证与实证、阴证与阳证的互相转化等。如邪热壅肺的患者，表现为高热、面红、烦躁、脉数有力等，这是机体反应功能旺盛的表现，称之为阳证、热证、实证；但当疾病发展到严重阶段，由于热毒极重，大量耗伤人体正气，在持续高热、面赤、烦躁、脉数有力的情况下，可突然出现面色苍白、四肢厥冷、精神萎靡、脉微欲绝等一派阴寒危象，这是机体反应能力衰竭的表现，称之为阴证、寒证、虚证。这种病证的变化属于由阳转阴。又如咳喘患者，当出现咳嗽喘促、痰液稀白、口不渴、舌淡苔白、脉弦等脉症时，其证本属寒阴证。但因重感外邪，寒邪外束，阳气闭郁而化热，反而出现咳喘息粗、咳痰黄稠、口渴、舌红苔黄、脉数之候，其证又属于阳热证。这种病证的变化，是由寒证转化为热证，即由阴转为阳。

对阴阳偏衰证的治疗应采取补其不足，虚者补之。阴阳偏衰，即阴或阳的虚损不足，或为阴虚，或为阳虚。阴虚不能制阳而致阳亢者，属虚热证，治当滋阴以抑阳。一般不能用寒凉药直折其热，须用《内经》"壮水之主，以制阳光"的方法，补阴制阳，又称壮水制火，滋阴抑火之法。如肾阴不足，则虚火上炎，此非火之有余，乃水之不足，故当滋养肾水。若阳虚不能制阴而造成阴盛者，属虚寒证，治当扶阳制阴。一般不宜用辛温发散药以散阴寒，须用《内经》"益火之源，以消阴翳"的方法，即用扶阳益火之法，以消退阴盛。如肾主命门，为先天真火所藏，肾阳虚衰则现阳微阴盛的寒证，此非寒之有余，乃真阳不足，故治当温补肾阳，消除阴寒，这是《内经》"阴病治阳"之法。

由于中医认为疾病发生发展的根本原因是阴阳失调，因此，调整阴阳，补偏救弊，促使阴平阳秘，恢复阴阳平衡是中医治疗疾病的基本原则。

中药也分阴阳，中药具有四气、五味、升降浮沉的特性。四气有寒、热、温、凉，五味有酸、苦、甘、辛、咸。四气中，温热属阳，寒凉属阴。五味中，辛味能散、能行，甘味能益气，故辛甘属阳，如桂枝、甘草等；酸味能收，苦味能泻下，故酸苦属阴，如大黄、芍药等；淡味能渗泄利尿，故属阳，如茯苓、通草；咸味药能润下，故属阴，如芒硝等。按药物的升降浮沉特性分，药物质轻，具有升浮作用的属阳，如桑叶、菊花等；药物质重，具有沉降作用的属阴，如龟甲、赭石等。治疗疾病，就是根据病情的阴阳偏盛偏衰，确定治疗原则，再结合药物的阴阳属性和作用，选择相应的药物，从而达到《内经》所说的"谨察阴阳所在而调之，以平为期"的治疗目的。

《素问》云："上古之人，其知道者，法于阴阳，和于术数，食饮有节，起居有常。不妄作劳，故能形与神俱，而尽终其天年，度百岁乃去。"中国古代自《易经》起，就把阴阳作为本体，用阴阳相互转化说明人的出生、生长、衰老及疾病的发生、发展和变化。人体的阴阳变化与自然界四时阴阳变化协调一致，就可以延年益寿。因而主张顺应自然，春夏养阳，秋冬养阴，精神内守，饮食有节，起居有常，做到"法于阴阳，和于术数"，借以保持机体内部与外界环境之间的阴阳平衡，达到增进健康、预防疾病的目的。

总之，中医无论在治疗还是预防上都要坚持阴阳平衡的原则，通过望闻问切直察人体阴阳偏盛偏衰的失衡证候，然后通过中药、针灸、导引等方法纠偏，以达到阴阳平衡。中医的这种调和方法正是源于《易经》，所以自古以来易医同源。

第四节 五行

五行学说是我国古代的取象比类学说，按五种元素将万事万物按照润下、炎上、曲直、从革、稼穑的性质归属到水、火、木、金、土五个元素中。中国古代的五行学说是动态的，与西方古代单纯的地、水、火、风静态的四元素学说有较大区别。

中国古代的五行学说首先是建立在动态的观察上的。早在 3000 年前，中国古代天文学家观察到天上五颗行星：木星、火星、土星、金星、水星。五星运行，以二十八宿划分，由于它的轨道距日道不远，古人用以纪日。五星一般按木火土金水的顺序，相继出现于北极天空，每星各行 72 天，五星合周天 360°。根据五星出没的天象而绘制的河图，也是五行的来源。每年的十一月冬至前，水星见于北方，正当冬气交令，万物蛰伏，地面上唯有冰雪和水，水行的概念就是这样形成的。七月夏至后，火星见于南方，正当夏气交令，地面上一片炎热，火行的概念就是这样形成的。三月春分，木星见于东方，正当春气当令，草木萌芽生长，所谓"春到人间草木知"，木行的概念就是这样形成的。九月秋分，金星见于西方，古代以金代表兵器，以示秋天杀伐之气当令，万物老成凋谢，金行由此而成。五月土星见于中天，表示长夏湿土之气当令，木火金水皆以此为中点，木火金水引起的四时气候变化，皆从地面上观测出来的，土行的概念就是这样形成的。

五行是将世界一切事物分为五大类型，对这五种类型分别赋予五种力量，然后又用五种物质来对应这五种类型之性质，即将世界分成木、火、土、金、水五种属性。五行相生的规律是：木生火、火生土、土生金、金生水、水生木。五行相克的规律是：木克土、土克水、水克火、火克金、金克木。（图5-1）

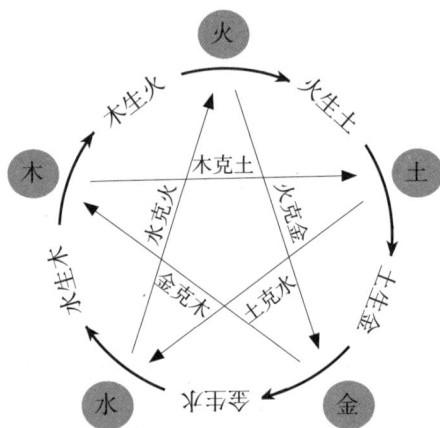

图 5-1　五行相生相克图

五行相生的通俗解释是这样的：木燃烧可形成火，所以木生火；火燃烧过后，留下的只有灰土，所以火生土；金来源于矿石、岩脉、砂土之中，所以土生金；金属遇热能够熔化成液体状态呈水状，同时金属也可以制成器皿盛水，所以金生水；水能够使草木得到滋润而生长，所以水生木。

五行相克的解释是这样的：树木花草植根于大地，可制约水土流失，所以木能克土；金属遇到高温方可熔化，只有火能使金失去坚硬之性，所以火克金；土能排水、截水、蓄水，所以土克水；树木要用斧锯砍伐，锄草剪花，都离不开金属工具，所以金克木；灭火需要用水来浇灭，所以水克火。

中医按五行理论推演，认为五脏属阳，肝属木，肾属水，肺属金，心属火，脾属土。六腑属阴，肝以胆为腑，肾以膀胱为腑，肺以大肠为腑，心以小肠为腑，脾以胃为腑，腑脏相连，有病互相影响。六腑中有三焦一腑，将人身分为上、中、下三段。

中医认为，人体与太阳和大地的变化应当保持一致，太阳的火气是人赖以生存的必要条件，也是人能生长发育的根本。人体脏腑同样受到太阳火气的影响变化，脾脏负担着人体心、肝、肺、肾升降变化的枢轴作用，土气就对应着大地，土气不能只升不降，脾土左旋上升，胃土右转下降，共同完成土气的升降。脾土左旋上升为温暖的木气，肝气生于左，肝气随脾气左升，胆气随胃气右转下降。肝气逐渐上升为心气，是阴化阳。心气又分成君火和相火，君火是心脏之气主升，相火是心包脏之气下降，是阳化阴。胃土下降使肺金之气右降，肺金之气是收敛主降。大肠经之气主升。相火属于心包之气，心包相火随肺金之气下降而变成了肾水之阳精。肝属木，心属火，肺属金，肾属水，中间含有脾土，这就是人体的五行。

阴阳五行是中医的核心思想，而阴阳学说则是《易经》的核心思想，对中医的理论和疗效起了关键作用，而五行理论似乎作用不大。根据我几十年临床经验，体会到在中医诊病中阴阳辨得准最重要，无论是整体还是局部的五脏系统，医生只要将阴阳盛衰辨得准，对人体阴阳变化看得准，同时又能掌握中药的阴阳特性，就可从容对症下药，并取得药到病除的效果。至于依据五行相生相克的原理治病，在临床上效果并不明显。因此一个好中医，最重要的是能应用阴阳理论，准确辨别阴阳，应用中药的阴阳特性，纠正人体阴阳偏盛偏衰的体质，以达到阴阳平衡，可以获得明显的临床效果。因此中医的精髓在阴阳，由于阴阳反映了宇宙的本源，反映了宇宙万物的基本变化，也反映了生命活动的变化，所以只要真正掌握了中医的阴阳术，就可应对人类各种疾病，无论是过去、现在还是将来的疾病，中医都可从容化解。而相对来说，按五行理论思考和治病的疗效似乎显得无关紧要。

《易经》阴阳思想最基本的衍生理论为无极生太极，太极生两仪，两仪生四象，四象生八卦。四象是一个关键点，因为两对阴阳体之间，可以反映出宇宙间相生、相克、相合的关系。然而五行理论的出现，好像只剩下了相生相克的关系了，而《易经》中非常重要的相合、中和关系没有了，因此五行问题值得探讨。

有人说，五行理论不属于《易经》的本源，因为只有《易经》的阴阳理论才能解释宇宙的一切，如果把复杂的宇宙分成五种元素有时讲不通，五行似乎起源于原始的元素说，把宇宙分成几种静态的元素，或者几类物体，这种原始的元素方法，不仅中国有，外国也有，如希腊的"火、气、水、土"，印度的"水、地、火、风"，与古代中国的五行"金、木、水、火、土"近似。

然而把古代中国的五行与希腊和印度的元素自然学说相提并论似乎也不妥，因为中国的五行毕竟受到《易经》的影响，因此在中国很少有单纯的五行理论被应用，在中医均是以阴阳五行的理论被应用和推崇的，所以是动态的。把中国的五行理论完全与《易经》分割开也不妥，何况无字的河图毕竟也显示出阴阳五行的思想。例如在河图中可以窥测到五行金、木、水、火、土的阴阳比，其中金为9/4，木为3/8，水为1/6，火为7/2，土为5/10。由此可见，在古代中国五行理论盛行时，结合了《易经》中的阴阳理论，于是产生了中国特有的阴阳五行理论。

五行似乎与古人观天有关，由于在星空中离地球最近几颗行星对地球的引力影响最大，并且在夜空中也最亮，凭肉眼可以观察到，所以地球一侧金星、水星，另一侧的火星、木星、土星则被归属为五行。但我提出一点疑义，土星在地球一侧最远端，较其他四星离地球远很多，如金星离地球的平均距离为420万公里，火星为780万公里，水星为920万公里，木星稍远些为6280万公里，但木星是太阳系中质量最大的行星，比地球重三百多倍。然而比木星轻几倍的土星，离地球远达12770万公里，其对地球的影响很弱。可是土在五行中作用很突出，例如中医的土为脾，在金肺、木肝、火心、水肾中起中枢调节的作用。因此看来阴阳五行不只有相生相克的关系，它的相合关系是通过土的中枢调节作用实现的，这是中医阴阳五行的实用价值所在。

如果古人对土的定位不是依据土星，那么土应该是哪个星球呢？我认为应该是地球，因为只有地球才可能成为中心枢纽，一侧离太阳更近的是金星和水星，另一侧离太阳较远的是火星和木星。所以中国古人坐在地球上通过观察天上的四象，即金星、木星、水星、火星，创造了阴阳五行学说，而地球成为了土的定位。

　　然而我要特别指出的是，五行理论虽与《易经》有一定关系，但不应该是《易经》的本源，特别是与四象不合拍，如果把《易经》作为一个独立系统，应该把五行理论排除，特别是把土排除在外。关于这一点，当我们把四象的阴阳比推演到八卦、十六卦、三十二卦、六十四卦时，会发现土的阴阳比 5/10 完全是多余的，只有将其剔除或跳过去，推演才能顺利进行。因此土是人为的，五行的提出也是人为的，就如周文王文字注释的《周易》也是人为的，如果坚守五行理论和周文王对卦辞爻辞的文字注释，那么就有可能把我们带偏，所以我认为五行不属于《易经》的本源，因为五行理论不能完全反映宇宙的本源。

第五节　中医与阴阳五行

　　《内经》通篇以阴阳五行立论，《内经》的阴阳概念最早起源于《易经》，而中医学的理论基础就是阴阳，中医学从始至终，不离阴阳。中医学按照阴阳理论来论述和解决人体的所有问题，而阴阳和五行是贯通的，五行就是两对阴阳加一个中土。比如在太极图中，阳最多的是火，阴最多的水，阳气稍上升的是木，阴气稍下降的是金，而土在中央。

　　上述中医理论的建立，是古人站在地球上，仰观天象，以火星、金星、木星、水星为四象，以地球为土为中枢，以河图为版本，所建立的阴阳五行理论。而清代名医黄元御则将中医的阴阳五行理论发挥到极致，他强调中气为主导的理论，以"中气升降，和合四维"立论，中气指脾胃，四维指肝心肺肾。黄元御强调中气脾胃的健运升降，肝心肺肾四维的轮旋回周，以及中气和四维的和合关系。

　　中医解释人体的生理与病理用的是阴阳五行理论，以五行金、木、水、火、土对应的五脏肺、肝、肾、心、脾，产生各自的阴阳螺旋气流，在人体始终进行升浮降沉的运行，由此维持着人体的生命不息。我们平时讲"人活一口气"，便是指"一气周流"在生命体有着怎样重要的意义。如果我们的"气"该升升不上去，该降降不下来，人体就会生病，中医治疗疾病的目的就是要恢复"气"的正常升降浮沉，恢复一气周流的螺旋运动。

我们都知道中医的经典之作是《黄帝内经》《伤寒论》等，但将中医阴阳五行理论阐述得最为清楚并发展极致的是清代名医黄元御和民国著名中医彭子益，前者代表作为《四圣心源》，后者的代表作是《实验系统古中医学》，近人更名为《圆运动的古中医学》，因此这两部书也应该是中医的经典之作。

易医同源，人们常常这样说，据黄元御和彭子益云，阴阳五行的"一气周流"是源于河图，那么大道至简，我根据自己多年对《易经》和阴阳五行的研究，尝试对中医阴阳五行理论进行最简单的概括。

清朝乾隆御医黄元御中年因患目疾为庸医所误而致盲，遂发奋研医，他在苦读汉代医圣张仲景《伤寒论》三年后，终于一朝而悟，自认为领悟到了中医的真谛。他悟到了什么呢？他悟到了天地之间实际上是一个气团在不停地周流，例如太阳东升西落，升降回旋，周而复始。而人秉天地之气生，天人合一，所以也是一气周流，升降浮沉，如环无端。在他的代表作《四圣心源》中是这样描述的：

"气含阴阳，则有清浊，清则浮升，浊则沉降。

"清气左旋，升而化火，浊气右转，降而化水。化火则热，化水则寒。

"肾水温升而化木者，缘己土之左旋也，是以脾为生血之本；心火清降而化金者，缘戊土之右转也，是以胃为化气之原。

"肝血温升，升而不已，温化为热，则生心火；肺气清降，降而不已，清化为寒，则生肾水。

"火金在上，水木在下，火金降于戊土，水木升于己土。戊土不降，则火金上逆；己土不升，则水木下陷，其原总由于湿盛也。"

清末民初中医学家彭子益被称为"中医复兴之父"，他在中医生死存废的历史关头，以《易经》河图中气升降圆运动之理，破解中医《内经》、《神农本草经》、《伤寒论》、温病学说中的千古奥妙，呕心沥血，先后经31次修订完成了《圆运动的古中医学》一书，他在书中对阴阳五行之气在人体升降运动做了如下的描述：

"阳性上澎，阴性下压。阳性直上，阴性直下。阴阳交合，发生爱力，彼此相随，遂成一个圆运动。

"人秉造化阴阳圆运动之大气以有生。……五行者，阴阳二气整个升浮降沉中的五种物质。行，即运动也。

"金木水火土，大气圆运动之物质也。……五行物质，各有能力。木气有疏泄能力，火气有宣通能力，金气有收敛能力，水气有封藏能力，土气有运化能力。

"中气如轴，四维如轮。轴运轮行，轮运轴灵。轴则旋转于内，轮则升降于外。此中医的生理也。中医的病理，只是轴不旋转，轮不升降而已。中医的医理，只是运动轴的旋转，去运动轮的升降，与运动轮的升降，来运动轴的旋转而已。

"造化之生物也，先有阴阳的运动，而后成生物的中气，是为先天。物之有生也，先秉造化旋转的中气，而后成个体的运动，是为后天。大气是圆运动的，人身是大气生的，为宇宙的遗传体，人身亦是圆运动的。人身个体，中气如轴，四维之气如轮。"

在两位医家黄元御和彭子益的启迪下，我们终于领悟到了中医之真谛：大道至简。凭借我对《易经》的认识，我希望能用阴阳五行理论将中医对人体的认识表述更为简单明了，更为透彻。

西医对人体的认识重在有形，对人体善于在静态中研究，治疗则习惯于模式化治疗。中医对人体的认识重在无形，但将人体看成是活体，善于在动态中研究，治疗则习惯着眼于"气"，进行因人、因时、因地的个体化治疗。

阴阳五行理论可以揭示宇宙之本，宇宙中的物体无论怎样复杂，都可分为阳性的正力和阴性的反力，二力相互作用，此起彼伏，相互交织，构成了宇宙基本的内涵——螺旋。《类经附属·医易义》说："天地之道，以阴阳二气而造万物。"庄子曰："人之生，气之聚也。聚则为生，散则为死。"抱朴子曰："人在气中，气在人中。"那么在人的小宇宙中，阴阳二气化生的肝、心、脾、肺、肾之气是如何进行升浮降沉的螺旋运动呢？请看图5-2：

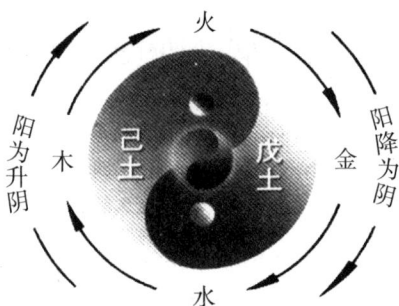

图 5-2　一气周流模式图

注：引自谢文纬.有毒抗癌与无毒抗癌——我的医学思考.北京：新世界出版社，2011.

黄元御对上图解释为："祖气之内，含抱阴阳，阴阳之间，是谓中气。中者，土也。土分戊己，中气左旋，则为己土；中气右转，则为戊土。戊土为胃，己土为脾。己土上行，阴升而化阳，阳升于左，则为肝，升于上，则为心；戊土下行，阳降而化阴，阴降于右，则为肺，降于下，则为肾。"

彭子益对上图的解释为："中气左旋则木火左升，中气右转则金水右降。转者由上而下，旋者由下而上。中气如轴，四维如轮。木火左升，必右降以交金水，金水右降，必左升以交木火，以成其圆运动。"

从图 5-2 看人体的一气周流是浑然一体的。中心为土，似轴，似枢纽，为脾胃之气。脾升胃降，像漩涡一样旋转，如同宇宙中银河的星团延伸出两条螺旋臂，左升转出的一段为木火之气，或称肝心之气；右降转出的一段为金水之气，或称肺肾之气。

一气周流，螺旋运行，表现在各个层次。从整体上说，肝心主升，肺肾主降，脾胃斡旋中焦，周而复始，循环无端。然而具体到每一脏系，螺旋之气都是有差别的。例如，从河图中我们可以看到，肝木为三阳八阴，三阳的正力小于八阴的反力，所以肝木螺旋之气流表现出的是逆时针旋转，或者说是左旋。肺金为九阳四阴，九阳的正力大于四阴的反力，所以肺金螺旋之气流表现出的是顺时针旋转，或者说是右旋。

天地为大宇宙，人为小宇宙，天人合一。天地间的大气螺旋运动必然与人体的一气周流相应，并且息息相关。一年的大气圆运动始于春，春气属木，春时大气温升，旺于东方。木气为水中火气，是地下水中所封藏得阳热，动而上升。所以厥阴肝木，生于肾水而长于脾土，水土温和，则肝木发荣。人秉大气的木气而生肝脏与胆腑。胆经相火，由右降入下部水气中，再由下左升，然后发生肝经作用。肝胆主筋，有疏泄作用。

夏时太阳照射到地面的热最多，大气由温转热，热则上浮，夏时属火气，旺于南方。木气再升而成火气，但木上升之气，乃是水中所藏上年秋时下降的阳气，所以坎中之阳为火之根也。人秉大气的火气而生心脏与小肠腑。心与小肠主血，有宣通作用。

一年大气的圆运动，春升，夏浮，秋降，冬沉。在夏秋之间为暑，是圆运动的中气。地面的土气，居升浮降沉之中，为大气升降的交合，故中气属土。暑时地面阳热盛满，阳热降入地下水中，水热相搏，湿热熏蒸。中气旋转，则脾升胃降，上下交济。人秉大气的土气而生脾脏与胃腑。脾与胃主内，有运化作用。

秋时地面上的阳热，经秋气收敛，正当下降，所以大气凉降而属金气，旺于西方。金气当旺，湿气收则燥气结。人秉大气的金气而生肺脏与大肠腑，肺与大肠主皮毛，有收敛作用。

冬时大气沉而能藏。夏日太阳照射到地面的火热，经秋时降入土下；到了冬时则藏于土下的水中，水外已寒，水内阳藏。冬时大气寒沉而属水气，大气下沉之方为北。人秉大气的水气而生肾脏与膀胱腑，肾与膀胱主骨，有封藏作用。

以上应该是中医阴阳五行迄今最精辟和最好的表达。

黄元御在临床上喜用下气汤。原方为甘草6克，半夏9克，茯苓9克，杏仁9克，贝母6克，五味子6克，芍药6克，橘皮6克，治气滞在胸膈右胁者，是既能右降肺胃，又能左升肝脾的升清降浊之剂。其中茯苓健脾渗湿，治在脾而助其升。半夏和胃降逆，治在胃而助其降。甘草和中，治在脾胃，助其升降。三味和合而调理后天脾胃，助其气血生化之源，以扶正抑邪。芍药、贝母、五味子，入血分，疏肝升陷，兼以平胆。橘皮、杏仁，入气分，清肺理气，化痰降逆。八味和合而共奏健脾疏肝、清降肺胃、调和上下之功。

第六章

易卦与遗传密码

第一节　探讨六十四卦

伏羲画八卦大约距今 6500 年前，过了大约 3000 年，周文王在牢狱中苦思冥想，他将先天八卦重叠，也就是把两个三爻卦组成一个六爻卦，然后一一排列组合成六十四卦。周文王对每卦给以汉字名称，并对卦辞爻辞进行注释，成为一部得以流传的文字天书《周易》。然而我们面对这部书，感到六十四卦卦名（图 6-1）难懂，令人琢磨不透，不仅西方人很难接受，就是我们中国人也很难理解和识别。那么是否可采用其他方式进行标示，使其简易化呢？

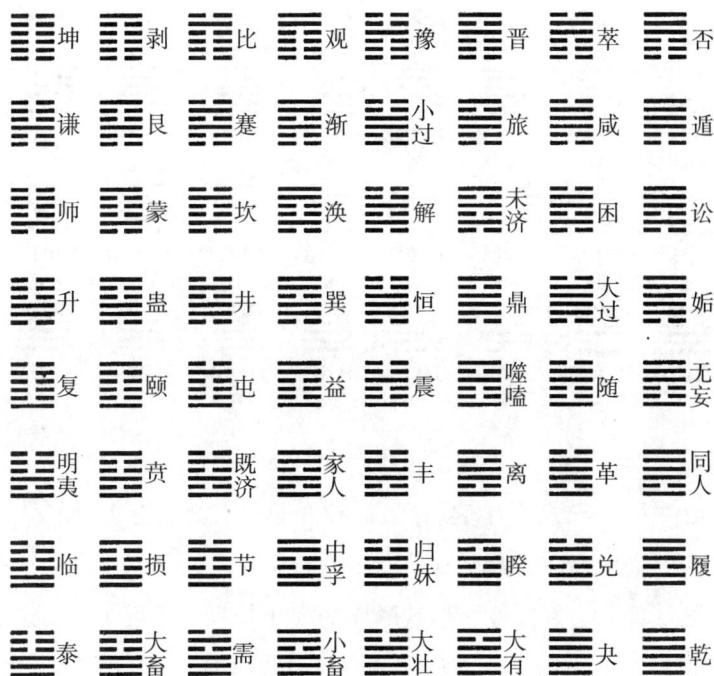

图 6-1　伏羲先天六十四卦名图

为此我给六十四卦重新命名或标识做了各种尝试，最佳的选择，莫过于依据当年西方人莱布尼茨对各卦进行二进制排出的数字，再按十进制算出的自然数作为卦的标识，如图 6-2 示。

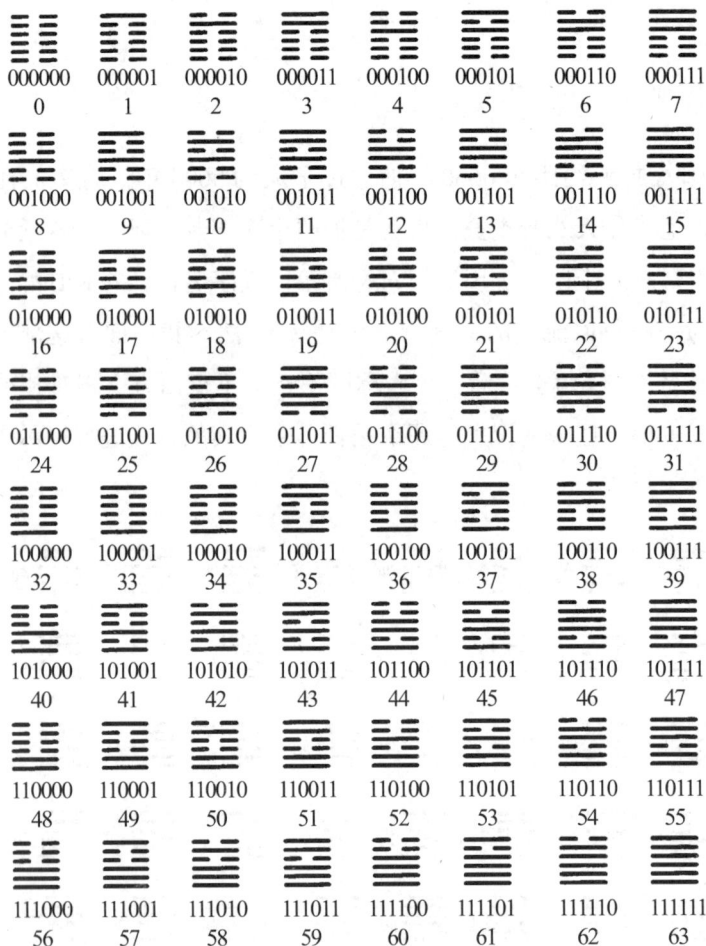

图 6-2　六十四卦二进制数图

图 6-2 中第一行数字为各卦二进制数，即把阴爻定为 0，阳爻定为 1，对每卦从下到上进行对应，数字则从左至右，于是出现每卦下面第一行的二进制数。第二行看上去好像按自然数顺序的大小排列，正好也是二进制数转为十进制的得数，由小到大从 0 到 63 进行标识。如坤卦为 0 号卦，乾卦为 63 号卦，否卦为 7 号卦，泰卦为 56 号卦。

用数字作为卦名，使我们很容易根据数字大小，评估每个卦阴的成分含多少？阳的成分含多少？阴阳孰大孰小？以此决定属于阳卦，还是阴卦？例如我们随便说一个 40 卦，按《周易》叫明夷卦，从文字中看不出任何科学内涵，或许其中有预测的含义，但也是模糊的。然而如果我们标示为 40 卦，首先就知道它应该是一个阳卦，因为从 0 至 31 均为阴卦，32 至 63 均为阳卦。而在后面我们一旦推演出六十四卦的阴阳比和比值后，就如同化学元素周期表那样简单，很容易知晓无字卦中具有的科学内涵。

用数字标示六十四卦后，我们还能比较简单明白分析六十四卦之间相生、相克、相合的关系。在数字标示图中，我们可以分析出，在六十四卦封闭的系统中，每个卦只能找到 1 个互补的、对应的、能够产生相合作用的卦，并组成对子。如 0 号卦与 63 号卦，7 号卦与 56 号卦，15 号卦与 48 号卦，23 号卦与 40 号卦，24 号卦与 39 号卦。由于所有的卦名，都是二进制的数字结果，所以有极强的规律性，互补相合卦的标数相加都应是 63。此外，依据卦的标数，我们还可非常容易找出 30 或 32 个与其相克或相生的卦。

六十四卦之间相生、相克、相合的关系，在两对互补卦之间可以看得很清楚。我们可从图 6-3 中各种对角位置选取互补对卦，两两组成四象，这时4 卦之间的相生、相克、相合关系就很清楚。下面我们举几个例子，进行分析解读。

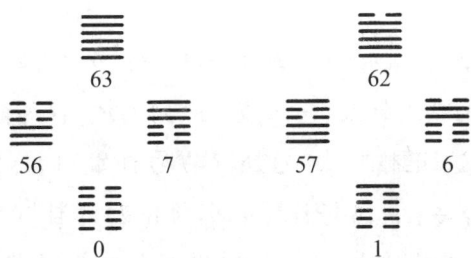

图 6-3　六十四卦相生、相克、相合关系图 1

图 6-3 选择了两组卦象，一组为 0 号坤卦、63 号乾卦、7 号否卦和 56 号泰卦。在这四卦中，0 号卦与 63 号卦和 7 号卦与 56 号卦之间具有互补、中和的相合关系；0 号卦与 56 号卦和 7 号卦与 63 号卦之间具有相互促进的相生关系；56 号卦与 63 号卦和 7 号卦与 0 号卦之间具有相互抑制的相克关系。

另一组为 1 号剥卦、62 号夬卦、6 号萃卦和 57 号大畜卦。在这四卦中，1 号卦与 62 号卦和 6 号卦与 57 号卦之间具有互补、中和的相合关系；1 号卦与 57 号卦和 6 号卦与 62 号卦之间具有相互促进的相生关系；57 号卦与 62 号卦和 6 号卦与 1 号卦之间具有相互抑制的相克关系。

图 6-4 选择了另两组卦象，一组为 9 号艮卦、54 号兑卦、14 号咸卦和 49 号损卦。在这四卦中，9 号卦与 54 号卦和 14 号卦与 49 号卦之间具有互补、中和的相合关系；9 号卦与 49 号卦和 14 号卦与 54 号卦之间具有相互促进的相生关系；49 号卦与 54 号卦和 14 号卦与 9 号卦之间具有相互抑制的相克关系。

另一组为 11 号渐卦、52 号归妹卦、12 号小过卦和 51 号中孚卦。在这四卦中，11 号卦与 52 号卦和 12 号卦与 51 号卦之间具有互补、中和的相合关系；11 号卦与 51 号卦和 12 号卦与 52 号卦之间具有相互促进的相生关系；51 号卦与 52 号卦和 11 号卦与 12 号卦之间具有相互抑制的相克关系。

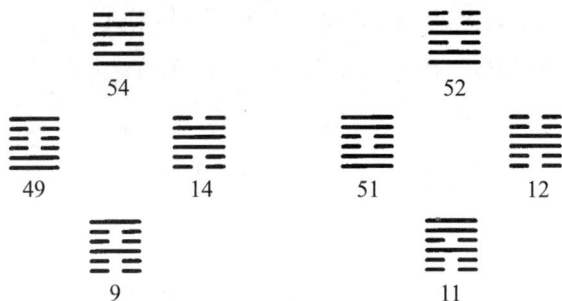

图 6-4　六十四卦相生、相克、相合关系图 2

图 6-5 选择了另两组卦象，一组为 16 号师卦、47 号同人卦、23 号讼卦和 40 号明夷卦。在这四卦中，16 号卦与 47 号卦和 23 号卦与 40 号卦之间具有互补、中和的相合关系；16 号卦与 40 号卦和 23 号卦与 47 号卦之间具有相互促进的相生关系；40 号卦与 47 号卦和 23 号卦与 16 号卦之间具有相互抑制的相克关系。

另一组为 19 号涣卦、44 号丰卦、20 号解卦和 43 号家人卦。在这四卦中，19 号卦与 44 号卦和 20 号卦与 43 号卦之间具有互补、中和的相合关系；19 号卦与 43 号卦和 20 号卦与 44 号卦之间具有相互促进的相生关系；43 号卦与 44 号卦和 20 号卦与 19 号卦之间具有相互抑制的相克关系。

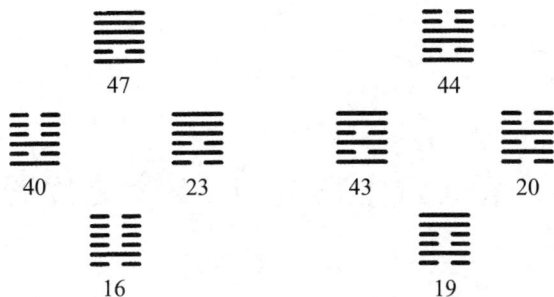

图 6-5 六十四卦相生、相克、相合关系图 3

事实上，我们可在六十四卦中任意选择两对互补对卦，组成四象，它们之间都可出现相生、相克、相合的关系。但由于每个卦的阴阳比不同，所以各卦之间所表现出来的相生、相克、相合的程度，或者说相吸、相斥、中和的量度是不同的。

图 6-6 选择了另两组卦象，一组为 2 号比卦、61 号大有卦、23 号讼卦和 40 号明夷卦。在这四卦中，2 号卦与 61 号卦和 23 号卦与 40 号卦之间具有互补、中和的相合关系；2 号卦与 40 号卦和 23 号卦与 61 号卦之间具有相互促进的相生关系；40 号卦与 61 号卦和 23 号卦与 2 号卦之间具有相互抑制的相克关系。

另一组为 6 号萃卦、57 号大畜卦、20 号解卦和 43 号家人卦。在这四卦中，6 号卦与 57 号卦和 20 号卦与 43 号卦之间具有互补、中和的相合关系；6 号卦与 43 号卦和 20 号卦与 57 号卦之间具有相互促进的相生关系；43 号卦与 57 号卦和 20 号卦与 6 号卦之间具有相互抑制的相克关系。

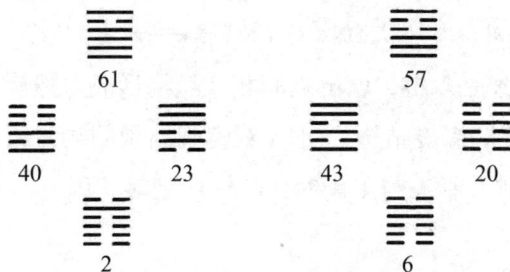

图 6-6 六十四卦相生、相克、相合关系图 4

以上是对六十四卦粗浅的探讨，也是为以后进一步推演《易经》作铺垫。

第二节　六十四卦与 64 个遗传密码子

十几年前，我写了一本书《两部天书的对话——易经与 DNA》，在书中我探讨了中国古老的伏羲先天六十四卦与现代生物学提出的 64 个遗传密码子具有的惊人对应关系。

生物遗传密码的揭示是西方科学在 20 世纪最伟大的贡献之一。人类的 DNA 蕴藏了生命的全部信息，约有 30 亿个碱基组成。30 亿是一个多么大的数字呢？如果以本书字体大小打印，DNA 序列中每 60 个碱基排列长度约为 10 厘米。按这种格式打印，人类 DNA 序列长度约有 5000 公里之长。而这 30 亿个碱基全部由 4 个碱基排列组成（图 6-7），即鸟嘌呤（guanine，G）、腺嘌呤（adenine，A）、胞嘧啶（cytosine，C）、胸腺嘧啶（thymidine，T）。

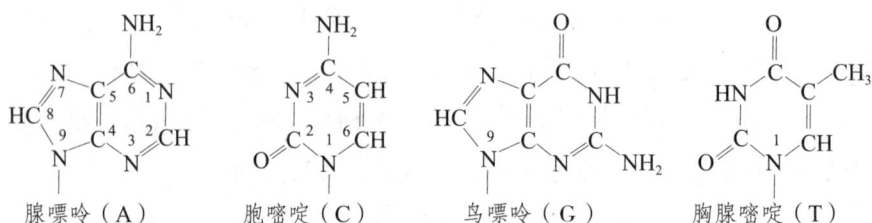

腺嘌呤（A）　　胞嘧啶（C）　　鸟嘌呤（G）　　胸腺嘧啶（T）

图 6-7　构成 DNA 的 4 种基本碱基的分子结构

细胞中的 DNA 是双链，两链之间相互缠绕形成双螺旋。双链通过碱基之间的氢键维持着双螺旋结构。DNA 双螺旋结构的 4 种碱基之间，具有绝对不变的配对原则，即 A 与 T 配对，C 与 G 配对。因此，双螺旋中的两条 DNA 链是互补序列。

DNA 的两条链能稳定并列，是靠碱基对来维持的。螺旋的直径是一定的 20 纳米，这个距离正好是一个嘧啶碱和一个嘌呤碱配对形成的氢键，因为嘧啶碱是单环结构，嘌呤碱是双环结构。两个嘧啶碱配对，链间距离过大不能形成氢键，若两个嘌呤碱配对，链间距离过小，也不能形成氢键，所以必定是一个嘧啶和一个嘌呤配对，也就是说必定是阴阳配对。

从《易经》的角度考虑，嘧啶是单环为阳，嘌呤是双环为阴，一阴一阳，二者的结合会产生中和作用，也只有阴阳的结合，才能产生稳定的结构。而从西方生物学的角度考虑，其结构也必须是胸腺嘧啶（T）与腺嘌呤（A）相接，即T对A或A对T；胞嘧啶（C）与鸟嘌呤（G）相接，即C对G或G对C（图6-8）。

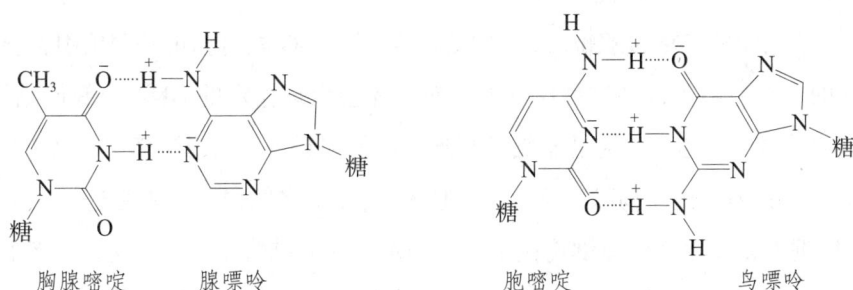

胸腺嘧啶 　腺嘌呤 　　　　　胞嘧啶 　　鸟嘌呤

图 6-8　构成 DNA 的 4 种基本碱基配对图

然而 DNA 的两条链中只有一条链所载的是正义密码，所有的生命信息均存在此正版中，我们可称其为阴链，阴链不参与表达，否则就会乱套。DNA 的另一条链与阴链互补相连，所载的是反义密码，可称为阳链。阴链与阳链的结合实际上是达到相合或中和的作用，对 DNA 全部遗传密码起绝缘和封闭的作用。载有反义密码的阳链可使基因的表达有序进行，它会将密码转录给 RNA，最终制造出各种生命蛋白质。

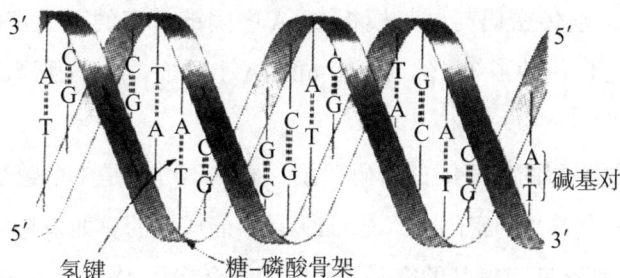

图 6-9　DNA 双螺旋结构中的 A–T、C–G 配对图

注：引自谢文纬. 两部天书的对话：易经与 DNA. 北京：北京科学技术出版社，2006.

组成 DNA 的 4 种碱基和《易经》的四象有着对应关系。这种关系，早在 1973 年被法国学者申伯格首先发现，几十年来研究者们提出了各种排列方法。我反复思考后，提出了如下自认为最合理的排列，具体见表 6-1：

表 6-1　四种碱基与四象对应表

太阴	少阴	少阳	太阳
▬▬ ▬▬	▬▬ ▬ ▬	▬ ▬ ▬▬	▬ ▬ ▬ ▬
G guanine 鸟嘌呤	A adenine 腺嘌呤	T thymidine 胸腺嘧啶	C cytosine 胞嘧啶

我的依据是 DNA 双螺旋结构中的 A-T 与 C-G 配对，正是四象中相合或中和的关系。由于存在这种广泛的配对，才会出现稳定的 DNA 双螺旋结构。而 A-T 与 C-G 之间，则是靠氢键相连的。腺嘌呤（A）与胸腺嘧啶（T）之间由 2 个氢键连接，鸟嘌呤（G）与胞嘧啶（C）之间由 3 个氢键连接。显然 3 个氢键连接要比 2 个氢键连接牢固和稳定。因此结合表 6-1，我们应该不难看出 C-G 之间的结合，应该是太阳和太阴的结合；A-T 之间的结合，应该是少阳和少阴的结合。在《易经》中单数为阳，双数为阴；因此我们把单环的嘧啶认定为阳，双环的嘌呤认定为阴。于是就出现了表 6-1。我认为，这是到目前为止最为合理的一张对应图，因为这是以构成 DNA 双螺旋的氢键数和构成碱基化学式的环数为依据的。

那么遗传密码（genetic code）在细胞内是如何被翻译的呢？首先是以 DNA 的一条阳链为模板合成与它互补的 mRNA，根据碱基互补配对的原则在这条 mRNA 链上，A 变为 U，T 变为 A，C 变为 G，G 变为 C。因此，这条 mRNA 上的遗传密码与原来模板 DNA 中阴链带有的正义密码是一样的，所不同的只是 U 代替了 T。然后再由 mRNA 上的遗传密码翻译成多肽链中的氨基酸序列。

碱基与氨基酸两者之间的密码关系，显然不可能是 1 个碱基决定 1 个氨基酸，因为一个碱基的密码子（codon）是不能成立的。如果是两个碱基决定 1 个氨基酸，那么两个碱基的密码子可能的组合将是 $4^2=16$。这种比现存的 20 种氨基酸还少 4 种因此不敷应用。如果每三个碱基决定一个氨基酸，三联体密码可能的组合将是 $4^3=64$ 种。这比 20 种氨基酸还多出 44 种，所以会产生多余密码子。这样我们就可以认为每个特定的氨基酸是由 1 个或多个的三联体（triplet）密码决定的。

1953 年，美国生物学家沃森和英国物理学家克里克推断出 DNA 的双螺旋结构之后，到 1966 年破译全部遗传密码，先后经历了数学推理阶段和实验阶段。期间，研究者们不断地阐明各种生物的 DNA 序列和蛋白质的氨基酸序列。美国生化学家尼伦伯格用人工合成的多聚尿苷酸做试管内合成蛋白质的研究，经试验确定了第一个遗传密码，即 UUU 是苯丙氨酸密码。同样的方法，又做出了 CCC 是脯氨酸密码，AAA 是赖氨酸密码，GGG 是甘氨酸密码。以后又用交错排列的聚核苷酸测定出氨基酸的其他密码，其中亮氨酸、精氨酸、丝氨酸各有 6 个密码，缬氨酸、脯氨酸、苏氨酸、丙氨酸、甘氨酸各有 4 个密码，异亮氨酸有 3 个密码，酪氨酸、苯丙氨酸、组氨酸、半胱氨酸、赖氨酸、谷氨酸、谷氨酰胺、天冬氨酸、天冬酰胺各有 2 个密码，甲硫氨酸、色氨酸各有 1 个密码，加上 3 个终止因子密码，正好是 64 个遗传密码子。

表 6-2　20 种氨基酸对应的遗传密码

第一个核苷酸	第二个核苷酸				第三个核苷酸
U	苯丙氨酸 苯丙氨酸 亮氨酸 亮氨酸	丝氨酸 丝氨酸 丝氨酸 丝氨酸	酪氨酸 酪氨酸 ——终止密码 ——终止密码	半胱氨酸 半胱氨酸 ——终止密码 色氨酸	U C A G
C	亮氨酸 亮氨酸 亮氨酸 亮氨酸	脯氨酸 脯氨酸 脯氨酸 脯氨酸	组氨酸 组氨酸 谷氨酰胺 谷氨酰胺	精氨酸 精氨酸 精氨酸 精氨酸	U C A G
A	异亮氨酸 异亮氨酸 异亮氨酸 甲硫氨酸	苏氨酸 苏氨酸 苏氨酸 苏氨酸	天冬酰胺 天冬酰胺 赖氨酸 赖氨酸	丝氨酸 丝氨酸 精氨酸 精氨酸	U C A G
G	缬氨酸 缬氨酸 缬氨酸 缬氨酸	丙氨酸 丙氨酸 丙氨酸 丙氨酸	天冬氨酸 天冬氨酸 谷氨酸 谷氨酸	甘氨酸 甘氨酸 甘氨酸 甘氨酸	U C A G

从表6-2可以看出，大多数氨基酸都有几个三联体密码，多则6个，少则2个，这就是所谓的简并现象。只有色氨酸与甲硫氨酸这两种氨基酸例外，仅有1个三联体密码。此外，还有3个三联体密码UAA、UAG和UGA，它们不编码任何氨基酸，因为它们是蛋白质合成的终止信号。细胞中DNA的基因被启动后，先将特定的序列转录到小片段的RNA上，细胞以此为模版，按序列选取20种氨基酸，先合成不同的多肽链，继而组成人体所需的各种蛋白质。

我们已对组成DNA的4个碱基A、T、C、G与四象对应做出了确定，那么64个遗传密码子与六十四卦的对应关系也就顺理成章了。六十四卦可看作是四象的排列组合而成，$4^3=64$，四象按三联体排列正好是六十四卦；而DNA的4个碱基A、T、C、G按三联体排列正好是64个遗传密码子。在图6-10，64个遗传密码和六十四卦有了完全的对应。当然如果《易经》中的四象与DNA的4个碱基A、T、C、G有不同的对应，就会产生16种不同的六十四卦与64个遗传密码的对应图。虽然在我出版过的书和论文中，曾提出过不同的对应图，但经历了二十几年的潜心研究，认定图6-10中DNA的64个遗传密码与六十四卦的对应图是最为合理的。

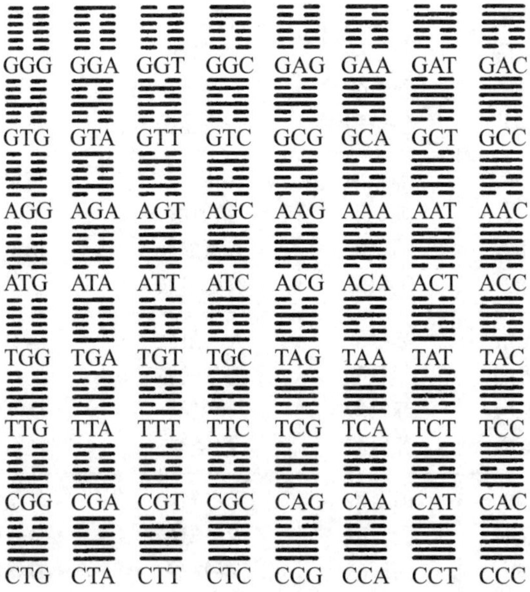

图 6-10　DNA 中 64 个遗传密码与六十四卦对应图

在 RNA 中由于碱基 U 替代了 DNA 中的碱基 T，所以密码的符号有所不同，但它们所翻译的氨基酸则是完全一致的，因此它们在六十四卦中所处的位置和所具有的相生、相克、相合的关系与 DNA 完全一致。我们绘制了图 6-11，应该说与图 6-10 一脉相承。

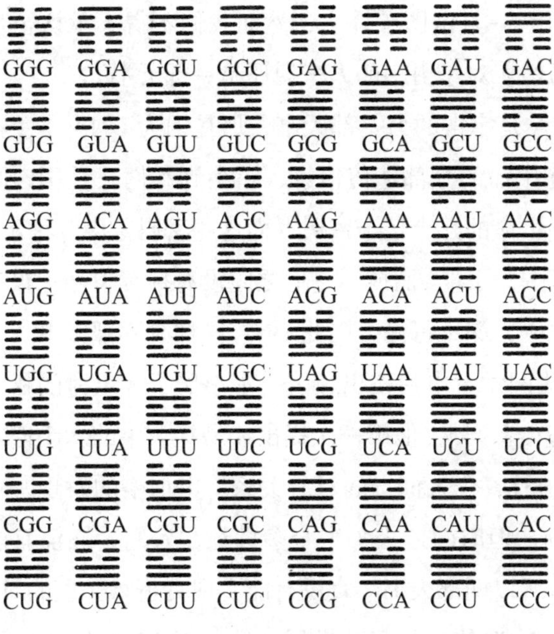

图 6-11 RNA 中 64 个遗传密码与六十四卦的对应图

第三节 两部天书的对话

我认为，世界上真正称得上天书的只有两部，一部是《易经》，另一部是 DNA。

《易经》中最原始的太极阴阳、四象、八卦、六十四卦、河图、洛书都是只有符号和数字，并无文字，但却是《易经》真正的本源，虽然简单朴实，却蕴涵了宇宙的"天机",因此可称得上是真正的"无字天书"。

1984 年,中国著名哲学家冯友兰先生在致中国第一届《周易》学术研讨会的贺信中提出"周易是是宇宙代数学"的命题 [张今 . 周易宇宙代数学 . 安阳大学学报,2003(01)] 这位北京大学的哲学元老,为何如此推崇《易经》,其中深奥的哲理很难为我们理解。《易经》的符号对我们来说,简单而神秘,几千年来多少智者一直试图破译它,然而我们不得不承认至今没有人完全读懂它,因此《易经》对于更多的人来说还是一部天书。

我们说 DNA 是宇宙的另一部天书,那是因为 DNA 是宇宙演化到某个阶段才出现的智能生命的全部遗传信息,在小到我们几乎用肉眼看不到的"芯片"中,包含了生命的几十亿个密码,而这些密码是由 4 种不同的碱基 G、C、A、T 几乎是无限排列组合而成,它们之间没有标点符号,没有段落章节,它们简直是一堆乱码,深不可测,因此 DNA 同样是一部天书。

1973 年,法国学者申伯格出版了一本小册子《生命的秘密钥匙:宇宙公式〈易经〉和遗传密码》,他第一次提出《易经》中的六十四卦和生物学中的64 个遗传密码子有着令人惊奇的对应关系。申伯格的发现,在自然科学史上本该大书特书的,但时间过去了半个多世纪,人们始终没有能在这个研究领域中有所建树,所以两部天书一直没有能实现真正意义上的对话或对接。

随着现代生物遗传学的飞速发展,我们对 DNA 的认识日趋清楚,使我们感到两部天书的对话似乎可以开始,并且抱有极大的期待。然而要读懂那部巨大无比的天书 DNA,就应该先读懂那部看似极为简单的天书《易经》,这或许是个捷径,正如申伯格小册子的题目所说,将《易经》作为手中的钥匙,去开启 DNA 的生命之门。

2001 年 6 月 26 日科学家向全世界宣布,人类全基因草图在测序工作的基础上绘制完成,从此人类进入基因时代。而第一张人类全基因图花费了几十亿美元以及十几年的时间,由成千上万科学家共同努力才绘制成功,而现今还不到二十年,测一张个人的全基因图,也许仅需花费几千元甚至几百元用几天时间就可以完成,说明人类的基因技术正以惊人的速度在高速发展。

现在在我们面前毕竟有了一本储存人类全部生命信息的书,这是耗资几十亿美元,凝结了各国科学家心血,并为之奋斗了十余年才写成的巨著。然而我们面前的这部足有 30 亿个密码组成的生命之书，其基本字母仅仅是 A、T、C、G，全书没有段落，没有标点符号，它对于现在的人类来说，尽管有了一些解读，但依然如同天书一样难懂。

生命体中所有蛋白质的遗传信息都存在于 DNA 中，但这些遗传信息都是通过 RNA 传递的。DNA 中核苷酸碱基的排列顺序构成了遗传信息。该遗传信息可以通过转录过程形成 RNA，然后其中的 mRNA 通过翻译产生多肽，再形成蛋白质。

DNA 中的基因需要表达时，首先要将自己某段基因序列转录为 RNA 的密码。我们曾经讲过，在 RNA 中碱基 A、C、G 与 DNA 完全相同，仅仅是 RNA 的尿嘧啶 U 替代了 DNA 中的胸腺嘧啶 T。然而无论是 T 还是 U，作为密码是完全一样的，这两个遗传密码字母是可以相互替代的。所以无论是 DNA 还是 RNA 中的 4 个碱基与《易经》四象的太阴、少阴、少阳、太阳完全对应（表 6-3），因此之间必然存在相生、相克、相合的关系。

表 6-3　DNA、RNA 中 4 碱基与四象的对应关系表

G	A	T、U	C

我们根据《易经》的推理，在四象水平发现 DNA 或 RNA 中 4 个基本密码之间，不仅有中和或相合的反义互补关系，还有相生的相互促进关系和相克的相互抑制关系，这是西方现代生物学至今尚未认识的关系，而我们东方人通过《易经》的推演则认识到了，现在向所有从事遗传学的研究者提供这个思路，并认为这是深入探索的切入点。我们认为，遗传密码 G 与 C 和 A 与 T（U）之间存在着中和或相合的关系；G 与 T（U）、C 与 A 之间存在相生关系，G 与 A、C 与 T（U）之间存在相克关系。由此我提出了相生密码与相克密码的概念，当然也可以把它们叫作相促密码和相抑密码。

那么我们能否采用一种类似于 RNA 干扰技术的基因调节术，依据遗传密码之间的相生关系，启动、增强特异基因（例如长寿基因）的活性；同时还可依据遗传密码之间的相克关系，抑制或减缓特异基因（各种致病基因）的活性，从而通过调节基因让我们更健康地活着。这样医学就可以在四象水平上，或者说在核苷酸水平上，展开对基因调控的各种实验研究。

阐明 64 个密码子之间的关系，在基因调控中有着非常重要的意义。我们通过《易经》六十四卦之间相生、相克、相合的关系，继而推演到 64 个遗传密码之间也存在相生、相克、相合的关系。人类正在研究基因调控术，试图通过人工合成特异的核苷酸序列，强行介入体内调节基因，因此全面认识遗传密码之间的关系就显得尤为重要。当然东、西方的思维方式不同，西方人的思维重物质、重实验、重证据；而东方人的思维重推演，有时表现出超前，看起来似乎有些玄妙，但是如果能使二者很好地结合，必定会有重大突破。作为一位东方医生，并有过在西方先进实验室工作的经历，我愿将经过东方思维、探索后所发现的遗传密码之间的各种关系，展现给现代医学，为他们在基因调控的实验研究提供思路。

上面曾在四象水平上论述了 DNA 与 RNA 中 4 种基本碱基之间相生、相克、相合的关系，并提出了相生密码与相克密码的概念。现在则在六十四卦水平上，介绍 64 个遗传三联体密码之间相生、相克、相合的关系。为了使西方人更容易理解，我尽量用西方的术语，即相促、相抑、反义（中和、相合）等概念。

64 个遗传三联体密码，是参与合成生命体中各种蛋白质合成的基因外显子编码密码。在 64 个遗传密码中，每个密码只能找到 1 个对应的反义密码，如 CCC–GGG、AAA–TTT、CTG–GAC、CAC–GTG、CAG–GTC、GCC–CGG、AGG–TCC 等。这些密码之间的反义关系，早已被西方遗传学的实验所证实，并且早已被广泛应用到基因治疗和基因调控的研究中。在这一点上，东方《易经》六十四卦中的互补相合关系和西方遗传密码之间的反义关系应当说完全一致。

我现在重点介绍 64 个遗传密码之间还存在相促和相抑关系，这是目前西方科学尚未认识到的，但在《易经》六十四卦之间，却能清楚地看到存在着这种相生相克的关系，或者说是相互促进和相互抑制的关系。

我们认识遗传密码之间的相促与相抑关系首先是分散的，即在两对反义密码之间，可以表现出这种相生、相克或相促、相抑的关系。只要我们将任意两对反义密码代入到四象中，4 个三联体密码之间的相促、相抑、反义关系就显而易见。

	GGG			GAC	
AAA		TTT	GCT		CGA
	CCC			CTG	

图 6-12　2 对遗传密码之间的相促相抑反义关系

在图 6-12，第一组两对三联体遗传密码中，GGG 与 CCC 和 AAA 与 TTT 之间具有反义、互补、相合的关系；AAA 与 CCC 和 GGG 与 TTT 之间具有相互促进、相生的关系；GGG 与 AAA 和 TTT 与 CCC 之间具有相互抑制、相克的关系。

在第二组两对三联体遗传密码中，GAC 与 CTG 和 GCT 与 CGA 之间具有反义、互补、相合的关系；GCT 与 CTG 和 GAC 与 CGA 之间具有相互促进、相生的关系；GAC 与 GCT 和 CGA 与 CTG 之间具有相互抑制、相克的关系。

	GTG			GTA	
GCC		CGG	GCT		CGA
	CAC			CAT	

图 6-13　2 对遗传密码之间的相促相抑反义关系

在图 6-13，第一组两对三联体遗传密码中，GTG 与 CAC 和 GCC 与 CGG 之间具有反义、互补、相合的关系；GCC 与 CAC 和 GTG 与 CGG 之间具有相互促进、相生的关系；GTG 与 GCC 和 CGG 与 CAC 之间有相互抑制、相克的关系。

在第二组两对三联体遗传密码中，GTA 与 CAT 和 GCT 与 CGA 之间具有反义、互补、相合的关系；GCT 与 CAT 和 GTA 与 CGA 之间具有相互促进、相生的关系；GTA 与 GCT 和 CGA 与 CAT 之间有相互抑制、相克的关系。

事实上，我们仔细推敲一下就会发现：在 64 个遗传密码中，每个密码只能找到 1 个互补对应的反义密码，但却能找到 31 个相促密码和 31 个相抑密码。区别仅仅是量度的不同，而这又取决于每个密码所对应卦的阴阳比。在六十四卦中，0—31号卦均是阴大于阳，因此为阴卦；32—63号卦均是阳大于阴，因此为阳卦。世界上没有纯阴、纯阳之单体，所以即使0号坤卦也有阳的成分，63号乾卦也有阴的成分。每个卦一旦有了阴阳比数，卦与卦之间就可进行比较。0～31号卦虽都属阴卦，卦的号数越小，阴的量度越强；32～63号卦虽都属阳卦，卦的号数越大，阳的量度越强。因此对应的遗传密码，不仅都可进行阴阳定性，而且还可进行阴阳定量。

这节应当是两部天书的一次重要的对话，但却是一次有历史意义的对话。

第七章

数与卦

第一节　莱布尼茨成为西方将数字代入《易经》第一人

《易经》中更深奥的内容——数理，蕴藏在河图、洛书、六十四卦中，其变化微妙无穷。应用《易经》这把钥匙解开 DNA 中的未解之谜，无疑是东方易学与西方科学相互贯通的重要一步，如能引起更多西方生物科学家的兴趣和研究，必将推动人类医学的飞跃。然而如果我们把数字代入到《易经》中，将其科学内涵完全挖掘出来，应用于现代科学，或许会推动人类整体科学的飞跃，其意义更为重大。首先我们不能不提到 17 世纪德国科学奇才莱布尼茨，他应该是西方将数字代入《易经》第一人。

近代哲学家北京大学教授冯友兰曾把《易经》认定为富有辩证思维的"宇宙代数学"。他认为，我们可以把宇宙中一切事物代入到这个"公式"中，并加以解释与论述。

事实上，六十四卦是一个整体性的开放系统和符号系统，它的结构形成了一个整体的宇宙架构模式。世界上存在着的一切事物都可以在这个模式中找到相应的位置，所以《易经》可称"易道"，宇宙中存在的天、地、万物，其生成变化都在六十四卦的架构模式之中，即所谓"在天成象，在地成形，变化见矣"。虽然《易经》本身并不讲具体的天地万物，而只是讲一些空套子，但是任何事物都可以套进去，数字自然也可以套进去。

18 世纪初，莱布尼茨将最简单的数字"0"和"1"放进了这个空套子中，也就是放进了东方古老的六十四卦架构模式中，结果使他促成了西方科学与东方易学的第一次具有历史意义的贯通。

莱布尼茨是 17、18 世纪之交德国最重要的数学家、物理学家和哲学家，他是一个举世罕见的科学天才。莱布尼茨在数学方面的成就是巨大的，他创立了符号逻辑学的基本概念，发明了能够进行加、减、乘、除及开方运算的计算机和二进制，为计算机的现代发展奠定了坚实的基础。

二进制是一种非常古老的进位制。事实上，莱布尼茨并不是这种记数法的最早发现者。在他之前已经有人提出过这种记数法。如17世纪初，英国代数学家哈里奥特在他未发表的手稿中提到了它。1670年，卡瓦利埃里又一次重复了这个发现。莱布尼茨大概未见到过前人的论述，所以当他发现二进制时，他一直以为这是他的独创，不过二进制毕竟是在莱布尼茨的大力提倡和阐述下，才引起举世的注目。

莱布尼茨重新发现二进制的时间大约是在1672－1676年。1679年3月15日，他写了题为《二进算术》的论文，在文中详细讨论了二进制，不仅给出了用"0"和"1"两个数码表示一切自然数的规则，而且还建立了二进制的四则运算，此外还将二进制与十进制进行了比较。不过，这篇文章当时并没有发表。1701年，莱布尼茨将关于二进制的论文提交给法国科学院，但要求暂不发表。1703年，他将修改后的论文再次送给法国科学院，并要求公开发表。自此，二进制开始正式公之于众。

莱布尼茨是一位有着极其广泛兴趣的学者，他的研究领域涉及数学、哲学、逻辑学、力学、地质学、法学、历史、语言、法律及神学等，被誉为百科全书式的人物，他还将兴趣的触角伸向了中国。从年轻时候起，他就通过广泛阅读了解中国传统文化。1689年，莱布尼茨认识了从中国返回的耶稣会闵明我，两人交往数月。1694年，当闵明我再次回中国时，莱布尼茨交给他一个希望了解中国的提纲，共30项之多，几乎包括了所有的知识领域。

1697年10月，另一位著名的法国传教士白晋与莱布尼茨开始通信。1697年12月，在与白晋的通信中，莱布尼茨阐明了自己的二进制观点。1701年11月，白晋从现在的北京给莱布尼茨回信，信中告诉他"伏羲六爻"的排列与二进制记数法的顺序是相同的。白晋还随信附上了伏羲六十四卦排列的木版图。经过辗转，1703年4月1日，莱布尼茨收到了这封信，并看到了伏羲六十四卦图。几天后，他完成了上述那篇递交给法国科学院的正式论文。此论文的题目是：《关于仅用0与1两个符号的二进制算术的说明，并附其应用以及据此解释古代中国伏羲图的探讨》。透过这个长题目，不难看出莱布尼茨在此论文中不但阐明了二进制，而且已经把它与中国的六十四卦联系在一起了。他为自己的发现与几千年前中国圣人的创造一致而高兴，并为自己解开了《周易》之谜而欣喜若狂。他十分自豪地写信给白晋说，他破译了中国几千年不能被人理解的千古之谜，应该让他加入中国国籍。

这段历史纠正了一个流传甚广的说法，即莱布尼茨是受了《周易》的启发而发明了二进制，而事实是在莱布尼茨看到伏羲先天六十四卦图之前，他已经发现了二进制，在1701年已经将有关二进制的论文提交给了法国科学院，但他要求暂缓发表，直到1703年4月，莱布尼茨收到了白晋从中国捎来的伏羲六十四卦排列的木版图后，他修改完成了那篇递交给法国科学院的论文，并且附上了伏羲六十四卦图，作为正式公开发表的论文。因此后人所能看到的莱布尼茨关于二进制的论文是附有《易经》六十四卦图的论文。

纠正这一历史事实是必要的，但这不应该成为否定《易经》的把柄，因为这不能否定《易经》中所包含的科学含义，不能否定《易经》六十四卦与莱布尼茨二进制有着完全一致的表达，不能否定莱布尼茨这位举世闻名的西方伟大的科学家对《易经》的青睐，也不能否定在他看到神秘的东方易学与严谨的西方科学有着如此完美的贯通后所表现出来的欣喜和自豪。

莱布尼茨把自己的二进制与《易经》联系在一起的依据是白晋寄给他的那张易图。这张易图的顺序是：坤卦（000000）、剥卦（000001）、比卦（000010）、观卦（000011）、豫卦（000100）……一直到乾卦（111111），恰好是二进制数转为十进制数从小到大（0-63）这64个数的排列。

二进制是逢2进位，0、1是基本算符。现代的电子计算机技术全部采用的是二进制，因为只使用0、1两个数字符号。莱布尼茨是怎样将0、1两个数代入到被冯友兰先生称为"宇宙代数式"的"套子"中的呢？莱布尼茨是将"0"替代阴爻"－－"，将"1"替代阳爻"—"，这样我们就得到了六十四卦二进制数图7-1。

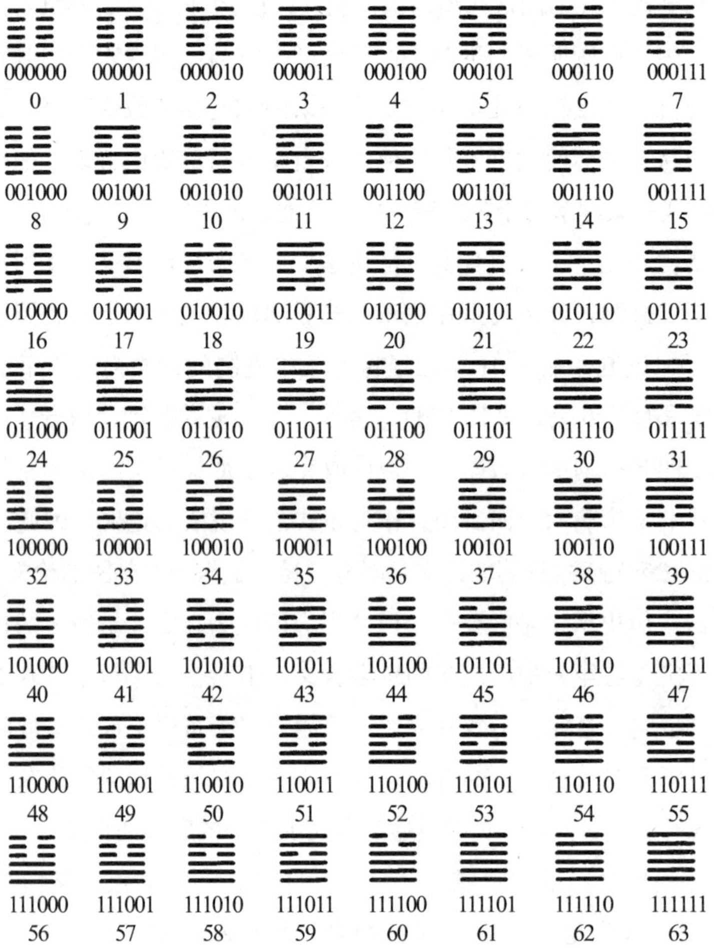

000000	000001	000010	000011	000100	000101	000110	000111
0	1	2	3	4	5	6	7
001000	001001	001010	001011	001100	001101	001110	001111
8	9	10	11	12	13	14	15
010000	010001	010010	010011	010100	010101	010110	010111
16	17	18	19	20	21	22	23
011000	011001	011010	011011	011100	011101	011110	011111
24	25	26	27	28	29	30	31
100000	100001	100010	100011	100100	100101	100110	100111
32	33	34	35	36	37	38	39
101000	101001	101010	101011	101100	101101	101110	101111
40	41	42	43	44	45	46	47
110000	110001	110010	110011	110100	110101	110110	110111
48	49	50	51	52	53	54	55
111000	111001	111010	111011	111100	111101	111110	111111
56	57	58	59	60	61	62	63

图 7-1　六十四卦二进制数图

　　图 7-1 第一层代表二进制数，从左至右，代表卦从下至上爻数，阴爻为 0，阳爻为 1，直接排列就可以。而二进制制数转为十进制制数的计算方法稍麻烦，因为 6 爻所代表的二进制数在不同位数是不同的。从上开始，自上而下，爻越靠上，位数越低；爻越下，位数越高。由于每位的数只能是 0 或 1，所以 6 位数的某位数是 0，所代表的爻必定是阴爻，并且永远代表 0。而 6 位数的某位数是 1，所代表的爻必定是阳爻，然而所代表的数取决爻所在的位数，爻的位数从上到下排列，最上层为第一位数，最下层为第六位数，分别代表数如下：

第一位数为 $1=2^0=1$，第二位数为 $1=2^1=2$，

第三位数为 $1=2^2=4$，第四位数为 $1=2^3=8$，

第五位数为 $1=2^4=16$，第六位数为 $1=2^5=32$

每卦的数是各爻相加的总和，如乾卦由 6 个阳爻组成，它所对应的二进制 6 位数为 111111，二进制的得数为 32+16+8+4+2+1=63，正好与乾卦标数 63 相等。再如 40 明夷卦，从上到下计算，第一位、第二位、第三位、第五位为阴爻，因此均为 0；第四位为阳爻，即第四位数为 $1=2^3=8$；第六位为阳爻，即第六位数为 $1=2^5=32$；那么 8+32=40，与明夷卦的标数 40 正好相等。如果有时间，我们可对每个卦算一遍，得数绝不会错，这就是《易经》六十四卦含有的科学内涵。

第二节 数代入四象、六十四卦的探索

近代中国哲学家冯友兰先生将《易经》概括为"宇宙代数学"是非常经典的评价，因为《易经》反映了宇宙的本源，反映了宇宙的基本规律，这些卦符看起来简易，那是因为《易经》的"易"就是简易的意思，是试图把复杂的宇宙用最简单的符号表示出来，六十四卦中的阴爻和阳爻就是这种最简单的表示，而当阴爻和阳爻排列组合成六十四卦后，又能解释宇宙中最为复杂的物体，包括生命体的阴阳变化。那么现在面对原始的《易经》卦符，我们将数代入到四象，看看在六十四卦的空套子中会有何种规律的反映，或许其中蕴藏了宇宙间无穷的规律，相信只要我们深入探讨下去，一定会有许多奇妙的发现。

我们首先做一些尝试。当年莱布尼茨是在两仪的水平上将数字代进六十四卦中的，也就是用"0"代替阴爻，用"1"代替阳爻，结果莱布尼茨发现了六十四卦中也有二进制的表达。那么我们现在在四象的水平上代进四

个数字：0、1、2、3，看一看六十四卦会有何种表达？看一看《易经》的"宇宙代数式"会得出什么结果？

表 7-1 四象对应数表 1

太阴   少阴   少阳   太阳

0   3   2   1

我们先将四象中的太阴、少阴、少阳、太阳分别标定为 0、3、2、1（表 7-1），这种标定或许是随意的，但也遵循一定规律。然后我们再将四象数代入到六十四卦的 6 爻系统中，每个 6 爻卦是由 3 个 2 爻象相叠组成的，因此采用相加法，例如乾卦由 3 个太阳象叠加组成，在表 7-1 中太阳定为 1，因此六十四卦中的乾卦数为 1+1+1=3；坤卦由 3 个太阴象叠加组成，在上图中太阴定为 0，因此六十四卦中的坤卦数为 0+0+0=0。又如 40 明夷卦，卦数为 0+2+2=4。当我们将六十四卦所有的数字都进行这样处理后，便得到了六十四卦象数相加图（图 7-2）。

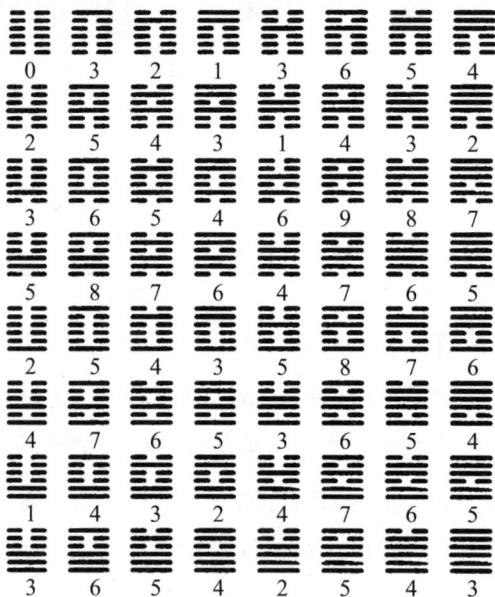

图 7-2 六十四卦象数相加图

仔细研究这些数字后，就会发现它们之间有着奇妙的规律。为了更清楚地讲明这些规律，对所有的卦名我们不采用古代《周易》的原名，而是将各卦二进制数转为十进制得数作为卦的数字编号，请看下图从六十四卦的坤卦到乾卦，正好是 0 到 63，也就是说坤卦为 0 号卦，乾卦为 63 号卦，明夷卦为 40 号卦。就是说，六十四卦 0-63 的顺序编码数也是六爻卦或 6 位二进制数转换成十进制的得数。

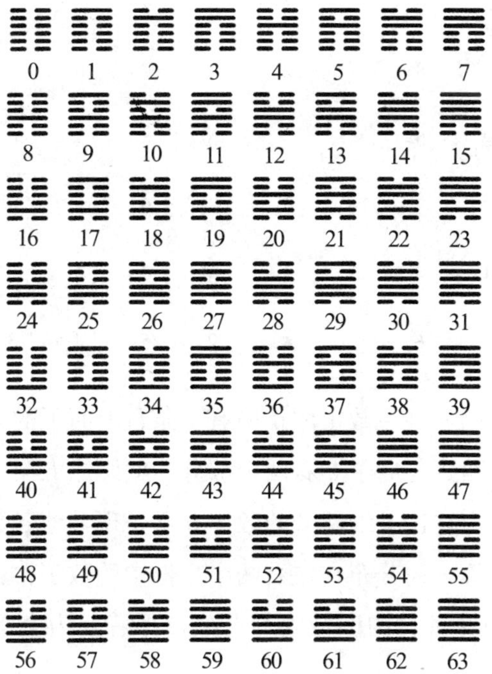

图 7-3　六十四卦二进制转换成十进制得数图

按图 7-3 的标数，再看一下六十四卦象数相加图 7-2，探索其中的规律，发现了其中的奥妙，最为明显的是各卦临近数交叉相加相等，如 0 号卦与 9 号卦相加 0+5=5 和邻近的 1 号卦与 8 号卦相加 3+2=5 是相等的；而 2 号卦与 9 号卦相加 2+5=7 和邻近的 1 号卦与 10 号卦相加 3+4=7 是相等的；16 号卦与 9 号卦相加 3+5=8 和邻近的 17 号卦与 8 号卦相加 6+2=8 是相等的；又如 45 号卦与 38 号卦相加 6+7=13 和邻近的 46 号卦与 37 号卦相加 5+8=13 是相等的。这些交叉相等的数字规律分布如同蜘蛛网络一样，但却发现有一个中间地带并不遵循这个规律。为了更清晰地研究数字，我们将六十四卦象数相加图中的卦去掉，仅剩下数字，于是得到了下面这张八八排列的六十四卦象数相加表（表 7-2）。

表 7-2 六十四卦象数相加表

0	3	2	1	3	6	5	4
2	5	4	3	1	4	3	2
3	6	5	4	6	9	8	7
5	8	7	6	4	7	6	5
2	5	4	3	5	8	7	6
4	7	6	5	3	6	5	4
1	4	3	2	4	7	6	5
3	6	5	4	2	5	4	3

表 7-2 中，我们看到在数字的正中有一条自上而下的无形切割线或称为中间地带，将六十四卦分成了左右两个部分，就好像太极图中两条阴阳鱼之间的曲线一样，因为在这条线两旁的数字并不呈现其他各数之间的规律，它们交叉相加并不相等，而分布在左右两个方框中的数字，就好像生活在不同的阴阳世界，它们在各自的区域内却严格遵循着互为交叉两数相加相等的规律。

为了进一步验证数字的规律，我们再换些较大的数代入四象，看是否出现同样的规律。

表 7-3 四象对应数表

太阴	少阴	少阳	太阳
▬▬	▬▬	▬▬	▬▬
1	8	7	2

我们将四象太阴、少阴、少阳、太阳分别标定为 1、8、7、2（表 7-3），数字的选择或许是随意的，但也遵循一定规律。然后将四象数代入到六十四卦的 6 爻系统中，每个 6 爻卦是由 3 个 2 爻象相叠组成，所以同样采用相加法，将计算后的各卦数列出来，于是得到了表 7-4。

表 7–4 六十四卦象数相加表

3	10	9	4	10	17	16	11
9	16	15	10	4	11	10	5
10	17	16	11	17	24	23	18
16	23	22	17	11	18	17	12
9	16	15	10	16	23	22	17
15	22	21	16	10	17	16	11
4	11	10	5	11	18	17	12
10	17	16	11	5	12	11	6

分析表 7–3 的计算结果，得到了和表 7–1 完全一样的数字规律，即出现邻近交叉卦数相加相等的数字规律，分布在左右两部分，同时出现了不遵循此规律的中间分割带。

为何会出现这个分割线？也许对四象所标数有关，为了验证和进一步寻找数字规律，我们尽量选择更有规律的数，再代入到四象。我们将四象中的太阴、少阴、少阳、太阳按含阳多少的顺序标定为 0、1、2、3（表 7–5）。

表 7–5 四象对应数表

太阴	少阴	少阳	太阳
0	1	2	3

然后我们将四象数代入到六十四卦的 6 爻系统中，每个 6 爻卦是由 3 个 2 爻象相叠组成的，再按照表 7–5 象数相加，经过计算后的各卦数列出来，于是得到了六十四卦象数相加表表 7–6。

表7-6 六十四卦象数相加表

0	1	2	3	1	2	3	4
2	3	4	5	3	4	5	6
1	2	3	4	2	3	4	5
3	4	5	6	4	5	6	7
2	3	4	5	3	4	5	6
4	5	6	7	5	6	7	8
3	4	5	6	4	5	6	7
5	6	7	8	6	7	8	9

我们的探索终于获得成功，在这张表中分割线没有了。在六十四卦象数相加表7-6中，任意邻近交叉的对卦数相加都是相等的，这种规律均匀分布在全表的每一处，因此整个六十四卦系统表现出对称、平衡，或许也反映出整个宇宙中的对称、平衡的关系，因为宇宙从无极生太极，太极生两仪，两仪生四象，四象生八卦，然后又衍生成六十四卦。六十四卦各卦阴阳比是不同的，正是因为这种差异，才使宇宙中各种阴阳体之间发生相生、相克、相合的关系，但从我们将数代入到四象、六十四卦的结果看，发现宇宙不仅充满对立和差异，也是互补、对称和平衡的。

第三节 数代进八卦、六十四卦的探索

现在我们做进一步的探索，在八卦的水平上研究先天六十四卦系统，我们将代进8个数字：0、1、2、3、4、5、6、7，看一看六十四卦会有何种表达？看一看《易经》的"宇宙代数式"会得出什么样的结果？

表7-7 八卦对应数表

坤	艮	坎	巽	震	离	兑	乾
0	7	2	5	4	3	6	1

按表7-7，八卦中的乾、坤、坎、离、震、巽、兑、艮分别标定为1、0、2、3、4、5、6、7，数字的标定是随意的，但也遵循一定规律。我们将八卦标定的数代入到六十四卦的6爻系统中，每个6爻卦由2个3爻卦相叠组成的，我们同样采用相加法，例如六十四卦中的乾卦由2个八卦中的乾卦叠加组成，在表7-7中乾卦定为1，因此六十四卦中的63乾卦数为1+1=2。在六十四卦中9艮卦由2个八卦中的艮卦叠加组成，在表7-7中艮卦定为7，因此六十四卦中的9艮卦数为7+7=14。当我们将六十四卦所有的数字都进行这样的处理后，便得到了下面这张八卦相加的六十四卦数图7-4。

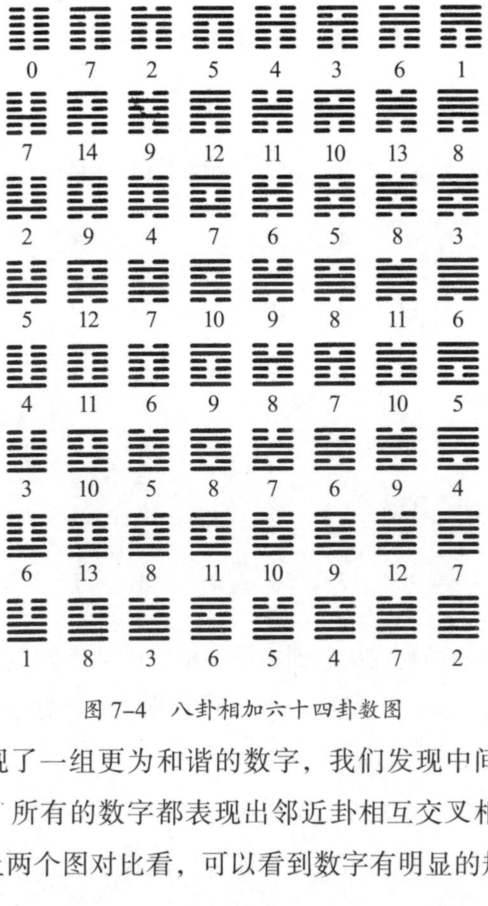

0	7	2	5	4	3	6	1
7	14	9	12	11	10	13	8
2	9	4	7	6	5	8	3
5	12	7	10	9	8	11	6
4	11	6	9	8	7	10	5
3	10	5	8	7	6	9	4
6	13	8	11	10	9	12	7
1	8	3	6	5	4	7	2

图7-4 八卦相加六十四卦数图

图7-4中出现了一组更为和谐的数字，我们发现中间并没有出现"阴阳鱼"的分割线，所有的数字都表现出邻近卦相互交叉相加相等的数学规律。我们结合以上两个图对比看，可以看到数字有明显的规律。如6号卦与

13 号卦相加 6+10=16 和邻近 5 号卦与 14 号卦相加 3+13=16 相等；13 号卦与 20 号卦相加 10+6=16 和邻近 12 号卦与 21 号卦相加 11+5=16 相等；20 号卦与 27 号卦相加 6+10=16 和邻近 19 号卦与 28 号卦相加 7+9=16 相等。此外，在六十四卦的方阵中，我们看到了一条自右上到左下的对角线，其特点是相邻两卦相加为 14。分别为 7 卦与 14 卦相加 1+13=14，21 卦与 28 卦相加 5+9=14，35 卦与 42 卦相加 9+5=14，49 卦与 56 卦相加 13+1=14。同时看到另一条自左上到左下的对角线，相邻两卦相加也为 14，分别为 0 卦与 9 卦相加 0+14=14，18 卦与 27 卦相加 4+10=14，36 卦与 45 卦相加 8+6=14，54 卦与 63 卦 12+2=14。两条对角线各卦数相加总数相等均为 56。于是在六十四卦的方阵中，我们看到了两条对角线，其交叉对卦数相加均为 14。这两条对角线起到了更加和谐与平衡的作用。为了更清楚地研究八卦相加六十四卦数图中的数字规律，我们将上图的卦去掉，便得到了六十四卦象数相加表 7-8。

表 7-8　八卦相加六十四卦数表

0	7	2	5	4	3	6	1
7	14	9	12	11	10	13	8
2	9	4	7	6	5	8	3
5	12	7	10	9	8	11	6
4	11	6	9	8	7	10	5
3	10	5	8	7	6	9	4
6	13	8	11	10	9	12	7
1	8	3	6	5	4	7	2

在表 7-8 中，还可发现从左到右第一横行的数字与左边第一列的数字对应相等；最下一横行的数字与最右边一列的数字也对应相等。这些数字分布在六十四卦方阵的外围，形成了一个数字奇观。

八卦相加六十四卦数表所表现的互为交叉两数相加相等的规律更为普遍，所有的数字都呈现互为交叉两数相加相等的规律，而且所有的数字都呈现奇偶交叉分布，在表7-8中可以看到的任何一个奇数的四邻的数必定为偶数，任何一个偶数的四邻的数必定为奇数，无一例外。

　　表7-8中所有相邻的数字都是不同的，或为奇数或为偶数，但任意取正方位的4个奇数相加和4个偶数相加都是相等的，均为32。这揭示了宇宙的任何局部都分阴阳，阴阳数可以不同，但阴阳的总数无论是整体还是局部区域都是相等的，这反映了宇宙中的不等与平衡，对立与统一。在表7-8中，我们看到所有的数奇偶相对相交。在《易经》中，奇数代表阳数，偶数代表阴数，所以表中相邻的数都是一阴一阳，阴阳相间，真可谓"一阴一阳之谓道"。相邻的阴数或阳数可以不同，但相互交叉的阴数、阳数相加必定相等，这体现了阴阳的平衡贯穿和渗透于各个局部，阴阳在局部是不等的，但在整体上是平衡的，而且在任何一个局部区域阴阳也是平衡的。

　　《黄帝内经》云："阴阳者，天地之道也，万物之纲纪，变化之父母，生杀之本始。"阴阳是贯穿宇宙各个领域、各个局部、各个层次的，阴阳比可以不同，这构成了宇宙间各种物体和事物的千差万别，但阴阳在各个局部、各个领域又是平衡的；在总体上、在各个层次阴阳都是平衡的，因此宇宙是有序的、稳定和平衡的。我们可以通过八卦相加六十四卦数表所显示的数字，理解《易经》的科学内涵和精髓，理解《易经》的阴阳平衡观，从而理解宇宙之道。

　　在表7-8中，我们任意取三三排列的9个卦数，我们会看到"米"字型的平衡数，例如0、1、2、8、9、10、16、17、18号卦，正好是三三排列，其中0号卦、9号卦、18号卦相加0+14+4=18与2号卦、9号卦、16号卦相加2+14+2=18相等；而1号卦、9号卦、17号卦相加7+14+9=30与8号卦、9号卦、10号卦相加7+14+9=30。即总和数互补相等。

　　在表7-8中，我们任意取四四排列的16个卦数，我们会看到"X"型的平衡数，例如0、1、2、3、8、9、10、11、16、17、18、19、24、25、26、27号卦，正好是四四排列，其中0号卦、9号卦、18号卦、27号卦相加0+14+4+10=28与3号卦、10号卦、17号卦、24号卦相加5+9+9+5=28相等。即总和数互补相等。

　　在表7-8中，我们任意取五五排列的25个卦数，可看到"米"字型的平衡数，例如 0、1、2、3、4、8、9、10、11、12、16、17、18、19、20、24、25、26、27、28、32、33、34、35、36 号卦，正好是五五排列，其中 0 号卦、9 号卦、18 号卦、27 号卦、36 号卦相加 0+14+4+10+8=36 与 4 号卦、11 号卦、18 号卦、25 号卦、32 号卦相加 4+12+4+12+4=36 相等；而 2 号卦、10 号卦、18 号卦、26 号卦、34 号卦相加 2+9+4+7+6=28 与 16 号卦、17 号卦、18 号卦、19 号卦、20 号卦相加 2+9+4+7+6=28。即总和数互补相等。

在表 7-8 中，我们任意取六六排列的 36 个卦数，我们又看到了"X"型的平衡数，例如 0、1、2、3、4、5、8、9、10、11、12、13、16、17、18、19、20、21、24、25、26、27、28、29、32、33、34、35、36、37、40、41、42、43、44、45 号卦，正好是六六排列，其中 0 号卦、9 号卦、18 号卦、27 号卦、36 号卦、45 号卦相加 0+14+4+10+8+6=42 与 5 号卦、12 号卦、19 号卦、26 号卦、33 号卦、40 号卦相加 3+11+7+7+11+3=42 相等。即总和数互补相等。

在表 7-8 中，我们任意取七七排列的 49 个卦数，我们又看到了"米"字型的平衡数，例如 0、1、2、3、4、5、6、8、9、10、11、12、13、14、16、17、18、19、20、21、22、24、25、26、27、28、29、30、32、33、34、35、36、37、38、40、41、42、43、44、45、46、48、49、50、51、52、53、54 号卦，正好是七七排列，其中 0 号卦、9 号卦、18 号卦、27 号卦、36 号卦、45 号卦、54 号卦相加 0+14+4+10+8+6+12=54 与 6 号卦、13 号卦、20 号卦、27 号卦、34 号卦、41 号卦、48 号卦相加 6+10+6+10+6+10+6=54 相等；而 3 号卦、11 号卦、19 号卦、27 号卦、35 号卦、43 号卦、51 号卦相加 5+12+7+10+9+8+11=62 与 24 号卦、25 号卦、26 号卦、27 号卦、28 号卦、29 号卦、30 号卦相加 5+12+7+10+9+8+11=62。即总和数互补相等。

表 7-8 为八八六十四卦的排列，整体的平衡关系，我们在前面曾提到过四周边具有对应关系，即以 0 号坤卦为交点，1—7 号卦与 8 号卦、16 号卦、24 号卦、32 号卦、40 号卦、48 号卦、56 号卦，总和数互补相等。此外，以 63 号乾卦为交点，62 号卦、61 号卦、60 号卦、59 号卦、58 号卦、57 号卦、56 号卦与 55 号卦、47 号卦、39 号卦、31 号卦 23 号卦、15 号卦、7 号卦，总和数互补相等。当我们再回过头看 9 卦方阵、16 卦方阵、25 卦方阵、36 卦方阵、49 卦方阵，四边同样具有卦数总和数互补相等的数学规律。

在表7-8中，我们同样看到了大"X"型的平衡数，即0号卦、9号卦、18号卦、27号卦、36号卦、45号卦、54号卦、63号卦相加0+14+4+10+8+6+12+2=56与7号卦、14号卦、21号卦、28号卦、35号卦、42号卦、49号卦、56号卦相加1+13+5+9+9+5+13+1=56相等。即总和数互补相等。

表7-8所显示的数字揭示了宇宙的内涵，即阴阳在各个层次、各个局部或区域的数值可以不同，可以千差万别，但阴阳在总体上，在各个层次上阴阳是相等的、平衡的。表7-8所显示的数字虽不同，但由于所处的位置，使所有的数字之间都表现出和谐与平衡，反映了宇宙普遍的阴阳变化，这是《易经》的精髓和内涵。

《易经》是一部"宇宙代数学"。《易经》中的太极、八卦、六十四卦、河图、洛书等图像，是"宇宙代数学"中最基本的万能公式，也是宇宙的空套子，一个聚宝盆，我们可以把各种事物放进去分析，自然也可以把数字放进去分析，这使我们看到了宇宙的奇妙，也看到了宇宙的规律和内涵。

第四节　数代进八卦、六十四卦的再探索

先天六十四卦是一个宇宙代数式，在八卦的水平上，我们可做再一次探索，虽然数字的选择有很多，我们可以随意选择，但也要遵循一定规律，现在将选好的8个数字先代进八卦，然后再代入六十四卦。

表7-9　八卦对应数表

坤	艮	坎	巽	震	离	兑	乾
1	6	4	9	3	8	2	7

我们将八卦中的坤、艮、坎、巽、震、离、兑、乾分别标定为1、6、4、9、3、8、2、7，然后将八卦数再代入到六十四卦的6爻系统中，每个6爻卦是

由 2 个 3 爻卦相叠组成的，我们非常简单地采用相加法，例如六十四卦中的乾卦由 2 个八卦中的乾卦叠加组成，在表 7-9 中乾卦定为 7，因此六十四卦中的乾卦数为 7+7=14。在六十四卦中，坤卦由 2 个八卦中的坤卦叠加组成，表 7-9 中坤卦定为 1，因此六十四卦中的坤卦数为 1+1=2。而明夷卦则由坤卦和离卦叠加组成，所以明夷卦数为 1+8=9。这样，把六十四卦所有数字都进行这样处理后，将卦去掉，仅剩下数字，便得到了表 7-10，这是另一张八卦数相加的六十四卦数表。

表 7-10　八卦相加六十四卦数表

2	7	5	10	4	9	3	8
7	12	10	15	9	14	8	13
5	10	8	13	7	12	6	11
10	15	13	18	12	17	11	16
4	9	7	12	6	11	5	10
9	14	12	17	11	16	10	15
3	8	6	11	5	10	4	9
8	13	11	16	10	15	9	14

仔细推敲表 7-10 的数字，就会发现表 7-10 所有的数字都呈现邻近卦相互交叉相加相等的数学规律。表 7-10 显示从左上角开始，自左至右第一行与左边第一列的数字对应相等；从右下角开始第一行与第一列各卦数字对应相等。两条对角线各卦数相加总数相等。

那么现在我们再代入大一些的数字，其中有的数字是两位数，以便进一步探索八卦、六十四卦的数字会出现何种变化。

我们将八卦中的坤、艮、坎、巽、震、离、兑、乾分别标定为 5、12、8、15、7、16、6、11，然后将八卦数代入到六十四卦的 6 爻系统中，每个 6 爻卦是由 2 个 3 爻卦相叠组成的，同样采用相加法，例如六十四卦中的乾卦由 2 个八卦中的乾卦叠加组成，在表 7-11 中乾卦定为 11，因此六十四卦中的乾卦数为 11+11=22。在六十四卦中坤卦由 2 个八卦中的坤卦叠加组成，在

表 7-11 中坤卦定为 5，因此六十四卦中的坤卦数为 5+5=10。明夷卦的卦数为 5+16=21。当把六十四卦所有的数字都进行这样的处理后，将卦去掉，仅剩下数字，便得到了下面这张八卦相加六十四卦数表 7-12。

表 7-11　八卦对应数表

坤	艮	坎	巽	震	离	兑	乾
5	12	8	15	7	16	6	11

表 7-12　八卦相加六十四卦数表

10	17	13	20	12	21	11	16
17	24	20	27	19	28	18	23
13	20	16	23	15	24	14	19
20	27	23	30	22	31	21	26
12	19	15	22	14	23	13	18
21	28	24	31	23	32	22	27
11	18	14	21	13	22	12	17
16	23	19	26	18	27	17	22

我们发现表 7-12 同样呈现了表 7-10 所有的数字规律，即出现邻近卦相互交叉相加相等的数学规律。同时显示从左上角开始，自左至右第一行与左边第一列的数字对应相等；从右下角开始第一行与第一列各卦数字对应相等。两条对角线各卦数相加总数相等。这些和谐的数字也只有通过《易经》才能推演出来，现代数学中有类似的幻数，我曾将六十四卦代到八八方阵的幻数中，试图寻找它与六十四卦之间的差异。

在图 7-5 中，把一个八八阵幻数排到六十四卦中，显示出幻数的特点，即每一横行和每一竖行以及两条对角线各卦数相加的和均为 252。虽然在局部的区域有时也能看到有交叉数相加相等的现象，但却有很多例外，因此幻数远不及先天六十四卦系统互补、对称、平衡。

然而我们用《易经》推出的三套八卦相加的六十四卦数，则表现出所有的数字都呈现交叉相加相等的数学规律；在总体上，上边第一行与左边第一列，下边最后一行与右边第一列所属各卦数不仅相加相等而且各数对应相等；同时任意选其中的 4 数、9 数、16 数、25 数、36 数、49 数（不得分割），都呈现"X"型或"米"字型卦数相加相等的数学规律。此外，四边各卦数不仅相加的总数相等而且各数对应且相等。

现在我们再做一次探索，这次我们对八卦的标数，采用最简单按卦的阳含量多少顺序标定。

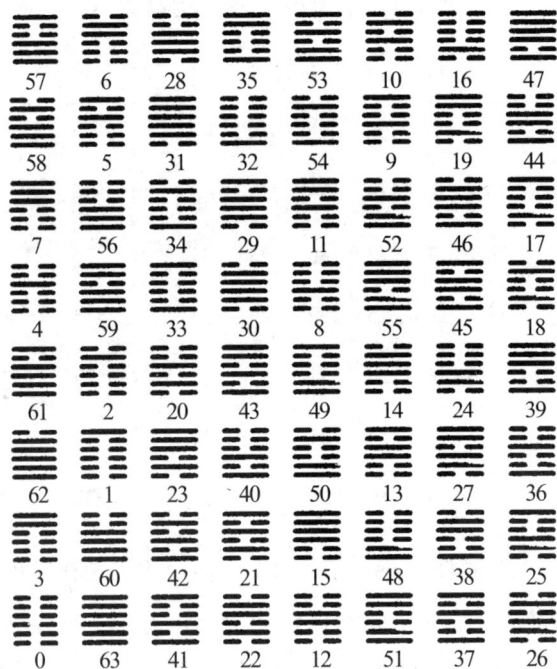

57	6	28	35	53	10	16	47
58	5	31	32	54	9	19	44
7	56	34	29	11	52	46	17
4	59	33	30	8	55	45	18
61	2	20	43	49	14	24	39
62	1	23	40	50	13	27	36
3	60	42	21	15	48	38	25
0	63	41	22	12	51	37	26

图 7–5 六十四卦幻数图

我们将八卦中的坤、艮、坎、巽、震、离、兑、乾分别标定为 0、1、2、3、4、5、6、7，然后将八卦数代入到六十四卦的 6 爻系统中，每个 6 爻卦是由 2 个 3 爻卦相叠组成的，同样采用相加法，例如六十四卦中的乾卦由 2 个八卦中的乾卦叠加组成，在八卦对应数表 7–13 中乾卦定为 7，因此六十四卦中的乾卦数为 7+7=14。在六十四卦中坤卦由 2 个八卦中的坤卦叠加组成，在表 7–13 中坤卦定为 0，因此六十四卦中的坤卦数为 0+0=0。明夷卦的卦数为 0+5=5。当我们把六十四卦所有的数字都进行这样的处理后，将卦去掉，仅剩下数字，便得到了下面这张八卦相加六十四卦数表 7–14。

表 7–13　八卦对应数表

坤	艮	坎	巽	震	离	兑	乾
0	1	2	3	4	5	6	7

表 7–14　八卦相加六十四卦数表

0	1	2	3	4	5	6	7
1	2	3	4	5	6	7	8
2	3	4	5	6	7	8	9
3	4	5	6	7	8	9	10
4	5	6	7	8	9	10	11
5	6	7	8	9	10	11	12
6	7	8	9	10	11	12	13
7	8	9	10	11	12	13	14

　　分析表 7–14，我们发现采用最简单按卦的阳含量多少排序定位八卦标数，推演出先天六十四卦卦数表，表现出了最为和谐的数字规律。即呈现所有邻近卦相互交叉相加相等，同时所有的数字都呈现奇偶交叉分布，任何一个奇数的四邻的数必定为偶数，任何一个偶数的四邻的数必定为奇数，无一例外。上边第一行与左边第一列，下边最后一横行与右边第一列所属各卦数不仅相加相等而且各数对应相等。此外，从左上角至右下角，每一斜线的数字均相等；两条对角线所属八个数相加的总数相等，均为 56。

　　总之，用最简单按卦的阳含量多少排序定位八卦标数，推演出先天六十四卦卦数，可以作为金标准，验证八卦及六十四卦是否反映宇宙真实的客观规律。因为宇宙的阴阳两性、宇宙的衍生，使宇宙在不同的空间和层次充满了无数阴阳体，这些阴阳体因阴阳比不同而相互区别，但在不同的空间和层面，这些阴阳体是成对的。然而在两对阴阳体之间表现出宇宙自然平衡的关系，两对阴阳体之间也会呈现相生、相克、相合关系，这使得宇宙总处在阴阳失衡，同时又因阴阳数在总体和局部上都是平衡的，因此这种暂时的阴阳失衡，又总能达到最终的阴阳平衡。宇宙始终处在运动中，无论在整体还是局部，阴阳平衡时而失衡，时而又可重新达到平衡；时而无序，时而又重归有序，循环往复，主导着宇宙的变化。

因此，八卦相加六十四卦数表7–14可作为《易经》的一个标准或模型，来验证其他排列的六十四卦，只有真正能反映宇宙本质及运动规律的六十四卦才可称为《易经》的本源，而先天六十四卦显然通过了这个验证，并且是金标准。

第五节　六十四卦检测模版1与模版2

将数字代进八卦和六十四卦后，我们找到了一个最好的检测模版，这就是将0—7按阳含量递增的顺序代入到先天八卦，然后再代入先天六十四卦，计算出六十四卦数。我称之为六十四卦检测模版1。

表7–15　八卦相加六十四卦数表（六十四卦检测模版1）

0	1	2	3	4	5	6	7
1	2	3	4	5	6	7	8
2	3	4	5	6	7	8	9
3	4	5	6	7	8	9	10
4	5	6	7	8	9	10	11
5	6	7	8	9	10	11	12
6	7	8	9	10	11	12	13
7	8	9	10	11	12	13	14

　　如果单看六十四卦，绝对看不出卦与卦之间的许多关系，但一旦代入了数字，许多看不见的关系就显露出来了，从而宇宙中极为复杂的关系也变得清晰可见。数字代入后，我们看到检测模版1显示：所有邻近卦数相互交叉相加相等，同时所有的数字都呈现奇偶交叉分布，任何一个奇数的四邻的数必定是偶数，任何一个偶数的四邻数必定是奇数，无一例外。所有相邻的数字都不同，或为奇数或为偶数。上边第一行与左边第一列，下边最后一行与右边第一列所属各卦数不仅相加相等而且各数对应相等。此外，从左上角至右下角，每一斜线的数字对应相等；两条对角线所属八个数相加的总数相等。

　　检测模版1代表了宇宙的本源，反映宇宙的客观规律，因为宇宙具有阴阳两性，宇宙的衍生使不同的空间和层次充满了无数阴阳体，这些阴阳体因阴阳比不同而相互区别，但在任何空间和层面，阴阳体表现为对立统一关系，在两对阴阳体之间呈现相生、相克、相合关系。这使得宇宙总处在阴阳失衡，同时又因阴阳数在总体和局部上对称、平衡，因此暂时的阴阳失衡，又总能达到最终的阴阳平衡。宇宙始终处在运动中，无论在整体还是局部，阴阳平衡时而失衡，时而又重新达到平衡，从而主导着宇宙的变化。

　　下面我要介绍六十四卦检测模版2，这就是六十四卦二进制制数及转化为十进制的得数。

　　图7-6中的每个卦由6爻组成，6爻所代表的二进制的不同位数从左至右，与卦爻从下至上对应。卦爻最顶部为第一爻，最底部为第六爻，爻越靠下位数越高。如果是二进制数，从左至右与卦爻从下至上对应，阴爻为0，阳爻为1。图7-6第一行数字即为六十四卦二进制位数，而第二行数则为二进制数转为十进制数。如果是阴爻，无论在任何位数均为0；但如为阳爻，数在各位数是不同的。6阳爻从上到下，将分别代表数如下：

　　第一位数为 $1=2^0=1$，第二位数为 $1=2^1=2$，

　　第三位数为 $1=2^2=4$，第四位数为 $1=2^3=8$，

　　第五位数为 $1=2^4=16$，第六位数为 $1=2^5=32$

　　图7-6中第二行数字代表6爻卦二进制数转为十进制最终得数，如乾卦由6个阳爻组成，它所对应的6位数为111111，乾卦的得数由上到下为 $1+2+4+8+16+32=63$。再如40明夷卦，从上到下计算，第一位、第

二位、第三位、第五位为阴爻，因此均为0；第四位为阳爻，即第四位数为1=2³=8；第六位为阳爻，即第六位数为1=2⁵=32；那么明夷卦的得数为0+0+0+8+0+32=40。我们对每个卦算一遍，得到的就是六十四卦二进制位数图中第二行数。从坤卦至乾卦，随着阳的含量逐渐增多，二进制转为十进制的得数正好从0到63，正好等同替代《周易》汉字卦名的标数。我们现在将六十四卦二进制位数转为十进制得数作为六十四卦检测模版2，看看64个数之间有何关系。

000000	000001	000010	000011	000100	000101	000110	000111
0	1	2	3	4	5	6	7
001000	001001	001010	001011	001100	001101	001110	001111
8	9	10	11	12	13	14	15
010000	010001	010010	010011	010100	010101	010110	010111
16	17	18	19	20	21	22	23
011000	011001	011010	011011	011100	011101	011110	011111
24	25	26	27	28	29	30	31
100000	100001	100010	100011	100100	100101	100110	100111
32	33	34	35	36	37	38	39
101000	101001	101010	101011	101100	101101	101110	101111
40	41	42	43	44	45	46	47
110000	110001	110010	110011	110100	110101	110110	110111
48	49	50	51	52	53	54	55
111000	111001	111010	111011	111100	111101	111110	111111
56	57	58	59	60	61	62	63

图7-6 六十四卦二进制位数图

经过计算模版2，出现了所有邻近卦数相互交叉相加相等的数学规律和两条对角线所属八个数相加总数相等的规律，但没有出现数字呈现奇偶交叉

分布等规律。因此，与模版 1 相比，模版 2 的数学规律不如模版 1，因此作
为检测模版只能排在第二位。我们将模版 1 称为金标准，模版 2 称为银标准。
然而只要出现所有邻近卦数相互交叉相加相等的数学规律就应该基本达标。
在上两节，我们还验证了将不同数字代入四卦、八卦，再推演到六十四卦。
虽然代入数字较随意，但仍遵循一定规律，不过都出现了邻近卦数相互交叉
相加相等的数学规律，这应该归于《易经》六十四卦系统与宇宙的相通性。

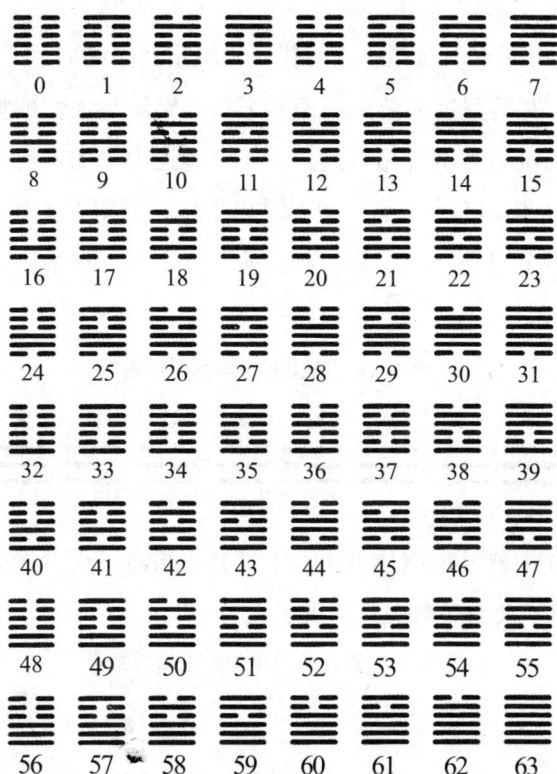

图 7-7　六十四卦检测模版 2

　　那么我们为何没有采用其他模版作为检测模版 2 呢？原因是我们选择
六十四卦二进制数转为十进制得数检测模版 2 更为典型，更容易与西方科学
沟通，因为模版的数字是 0 至 63 的顺序号，也是卦的数字代号，更为重要的
是，这是每卦二进制转十进制六爻相加的得数。在以后的章节中，我们将用
这两套检测模版检测先天八卦、后天八卦、中天八卦等，看看这些卦图是否
属于《易经》的本源。

第六节　不同八卦、六十四卦的检测

《连山》易可能出现在尧、舜时代。当洪水泛滥的时候，人们无处逃生，只能向高山跑。对落荒逃命的先民们看来，能够解救他们的似乎只有山。因此那个时代的人认为大山有超自然力，所以《连山》的八卦是以艮（山）卦为首卦。《连山》相传有八万言，可惜早已失传，但留下了卦的顺序。清代马国翰指出《连山》以艮、震、巽、离、坤、兑、乾、坎为序。连山八卦卦符代入测试模版 1 数字后，出现表 7-16：

表 7-16　连山八卦卦数对应表

艮	震	巽	离	坤	兑	乾	坎
1	4	3	5	0	6	7	2

我们先将连山八卦推演成连山六十四卦，再将三爻八卦数两两相加，算出连山六十四卦六爻卦各卦数，得到了表 7-17。

表 7-17　连山八卦相加六十四卦数表

2	5	4	6	1	7	8	3
5	8	7	9	4	10	11	6
4	7	6	8	3	9	10	5
6	9	8	10	5	11	12	7
1	4	3	5	0	6	7	2
7	10	9	11	6	12	13	8
8	11	10	12	7	11	12	7
3	6	5	7	2	8	9	4

分析表 7-17，我们发现所有邻近卦数相互交叉相加相等的数学规律，从这点看，《连山》六十四卦是达标的，同时还发现《连山》六十四卦两条对角线所属八个数相加总数相等；上边第一行与左边第一列，下边最后一行与右边第一列所属各卦数不仅相加相等而且各数对应相等。但没有出现数字呈现奇偶交叉分布等规律，从这一点说，连山六十四卦不如伏羲先天六十四卦，后者表现更为和谐、对称、平衡。现在让我们把六十四卦检测模版 2 的卦数代入到《连山》六十四卦，就呈现出表 7-18 数字。

表 7-18　连山六十四卦十位制数表

9	12	11	13	8	14	15	10
33	36	35	37	32	38	39	34
25	28	27	29	24	30	31	26
41	44	43	45	40	46	47	42
1	4	3	5	0	6	7	2
49	52	51	53	40	54	55	50
57	60	59	61	56	62	63	58
17	20	19	21	16	22	23	18

原本六十四卦模版 2 中十分有序的 0-63 个数字，在《连山》六十四卦中完全被打乱了，但却依然有序，这种有序表现在所有邻近卦数相互交叉相加相等及两条对角线所属八个数相加总数相等的规律，但没有出现其他数学规律，如数字呈现奇偶交叉分布等规律。

下面让我们再研究和检测《归藏》。相传黄帝所作《归藏》，有四千三百言，由坤卦开始，象征"万物莫不归藏其中"。关于归藏易的卦序有两种说法，一种为伏羲先天八卦的反旋，伏羲先天八卦的卦序为乾、兑、离、震、巽、坎、艮、坤，那么归藏八卦的卦序则以坤卦为首，卦序为坤、艮、坎、巽、震、离、兑、乾。如果是这样，那么我们就不必检测，因为必定合格，而且数字规律与伏羲先天八卦和六十四卦会完全一样。但历史上还有中天归藏易之说,卦序为坤、乾、兑、艮、离、坎、巽、震。那么归藏中天八卦代入检测模版 1 数字后会出现表 7-19。

表 7-19　归藏中天八卦对应表

坤	乾	兑	艮	离	坎	巽	震
0	7	6	1	5	2	3	4

我们先将归藏中天八卦推演成归藏中天六十四卦,然后再将三爻八卦检测模版 1 数两两相加,算出归藏中天六十四卦三爻相加数,得到表 7-20。

表 7-20　归藏中天六十四卦三爻相加数表

0	7	6	1	5	2	3	4
7	14	13	8	12	9	10	11
6	13	12	7	11	8	9	10
1	8	7	2	6	3	4	5
5	12	11	6	10	7	8	9
2	9	8	3	7	4	5	6
3	10	9	4	8	5	6	7
4	11	10	5	9	6	7	8

分析表 7-20,发现所有邻近卦数相互交叉相加相等;两条对角线所属八个数相加总数相等;上边第一行与左边第一列,下边最后一行与右边第一列所属各卦数不仅相加相等,而且各数对应相等。但没有出现数字奇偶交叉分布等规律。与《连山》六十四卦检测的结果几乎一样。现在让我们把六十四卦检测模版 2 的卦数代入到归藏中天六十四卦,得到数字表 7-21。

表 7-21　归藏中天六十四卦十位制数表

0	7	6	1	5	2	3	4
56	63	62	57	61	58	59	60
48	55	54	49	53	50	51	52
8	15	14	9	13	10	11	12
40	47	46	41	45	42	43	44
16	23	22	17	21	18	19	20
24	31	30	25	29	26	27	28
32	39	38	33	37	34	35	36

在表 7-21 中，原本在六十四卦检测模版 2 中十分有序的 0-63 数字，在连山六十四卦中数字完全被打乱了，但却依然有序，这种有序表现在所有邻近卦数相互交叉相加相等及两条对角线所属八个数相加总数相等，但没有出现其他数学规律，如数字呈现奇偶交叉分布等规律。

周文王对《易经》最大的贡献，是将伏羲先天八卦推演成先天六十四卦。至于周文王对卦和爻逐字逐句的注释解读，虽然被后人奉为《周易》经典，但我不得不说有字的《周易》将《易经》引入了算卦占卜的歧路，导致几千年来无字《易经》的科学内涵就这样一直被掩饰着。然而周文王的另一功绩则是创制了后天八卦。

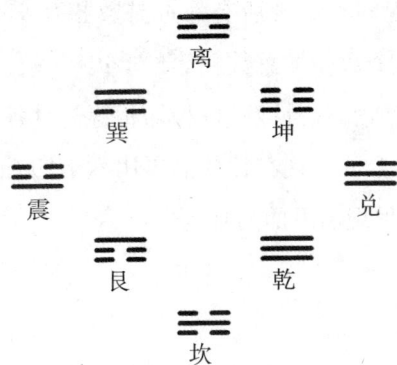

图 7-8　后天八卦图

后天八卦洛书数：为坎 1，坤 2，震 3，巽 4，乾 6，兑 7，艮 8，离 9。相应卦的标数如表 7-22：

表 7-22　后天八卦数对应表

坎	坤	震	巽	乾	兑	艮	离
1	2	3	4	6	7	8	9

我们先将后天八卦推演成后天六十四卦，再将后天八卦数两两相加，然后算出后天六十四卦各卦三爻相加数，得到表 7-23。

表 7-23　后天六十四卦相加数表

2	3	4	5	7	8	9	10
3	4	5	6	8	9	10	11
4	5	6	7	9	10	11	12
5	6	7	8	10	11	12	13
7	8	9	10	12	13	14	15
8	9	10	11	13	14	15	16
9	10	11	12	14	15	16	17
10	11	12	13	15	16	17	18

分析表 7-23，发现同样出现所有邻近卦数相互交叉相加相等的数学规律；两条对角线所属八个数相加总数相等；上边第一行与左边第一列，下边最后一行与右边第一列所属各卦数不仅相加相等而且各数对应相等。但数字的奇偶交叉分布规律不全面。现在让我们再用六十四卦检测模版 2 的卦数代入到后天六十四卦中，呈现出下面的卦数表 7-24。

表 7-24　后天六十四卦十位制数表

18	16	20	19	23	22	17	21
2	0	4	3	7	6	1	5
34	32	36	35	39	38	33	37
26	24	28	27	31	30	25	29
58	56	60	59	63	62	57	61
50	48	52	51	55	54	49	53
10	8	12	11	15	14	9	13
42	40	44	43	47	46	41	45

分析表 7-24 数字，可以发现与其他六十四卦系统一样，后天六十四卦同样显示出所有邻近卦数相互交叉相加相等的规律及两条对角线所属八个数相加总数相等，但没有出现其他数学规律，如数字呈现奇偶交叉分布等规律。

经过对连山八卦、归藏中天八卦、后天八卦及相应六十四卦的测试，这些《易经》的无文字系统，都体现出卦与卦之间阴阳对立统一、互补、协调、平衡的关系，这反映了一个动态、变化的宇宙所表现出的阴阳互动，同时又对称、互补、平衡的基本规律和关系。

第七节　太玄九九八十一卦图

太玄九九八十一卦图出自《太玄经》。《太玄经》源于老子之道的玄作，并在构筑宇宙生成图式、探索事物发展规律时以玄为中心思想。太玄九九八十一卦图属于无字天书，也是《易经》的精髓，这是通往科学的另一条途径。

司马光在《说玄》中评论道："易画有二，曰阴曰阳，玄画有三，曰一曰二曰三。易有六位，玄有四重。易以八卦相重六十四卦，玄以一二三错于方州部家为八十一首。"太玄之画有三爻，分别为"—""--""---"。每首 9 赞，3 的 4 次方为 81。太玄九九八十一卦图 7-9 所示。

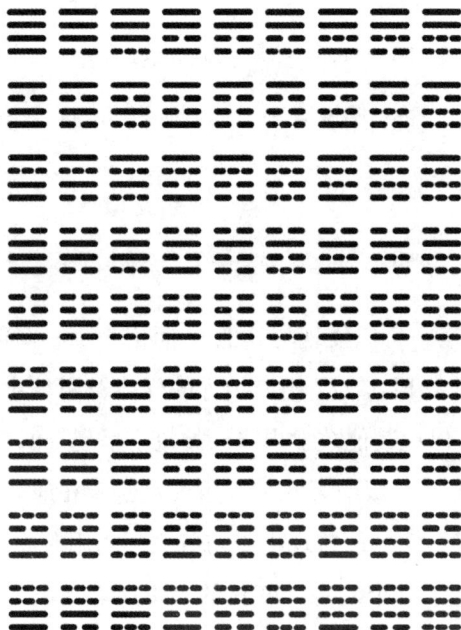

图 7-9　太玄九九八十一卦图

我们可以说，世界上第一部系统研究三进制运动周期的专著当推《太玄经》，人类不仅存在现代电子计算机使用的二进制，而且还应存在三进制，这是宇宙中物质运动周期的客观表现。《易经》包含了太极体系和太玄体系，所表达的正是二进制周期运动和三进制周期运动，这是二、三进制周期的数学表达。太玄九九八十一卦图是否有科学性，我们可代入数字，进行检测和验证。

现在我们把太玄九九八十一卦的四爻卦中"—"一横线爻定为 1，"--"两虚线爻定为 2，"---"三虚线爻定为 3，然后把数字代入到太玄九九八十一卦中，每卦从上到下按顺序代入标定数字，得到了八十一卦三进制数图，即

图 7-10。

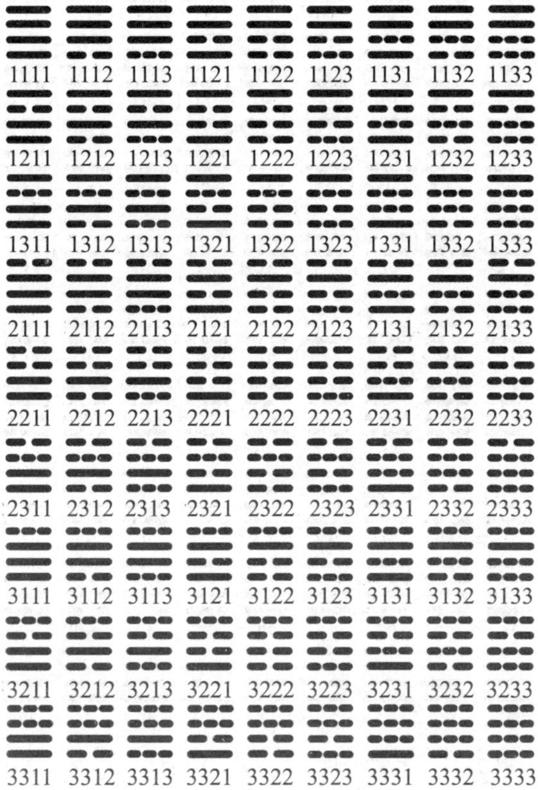

图 7-10 八十一卦三进制数图

现在让我们计算各卦三进制得数。每卦从上到下按位数算，我做了如下设定：如果爻是1即第一位数为1=2^0=1，第二位数为1=2^1=2，第三位数为1=2^2=4，第四位数为1=2^3=8。如果爻是2即第一位数为2=2^1=2，第二位数为2=2^2=4，第三位数为2=2^3=8，第四位数为2=2^4=16。如果爻是3即第一位数为3=3^1=3，第二位数为1=3^2=9，第三位数为1=3^3=27，第四位数为3=2^4=81。这样，爻1的第一至第四位分别为1、2、4、8；爻2的第一至第四位分别为：2、4、8、16；爻3的第一至第四位分别为：3、9、27、81。需要指出的是，爻的位数是从上向下排列的，即最顶部为第一位，最底部为第四位。经过计算，我们得到了如下太玄九九八十一卦三进制四爻对应图7-11：

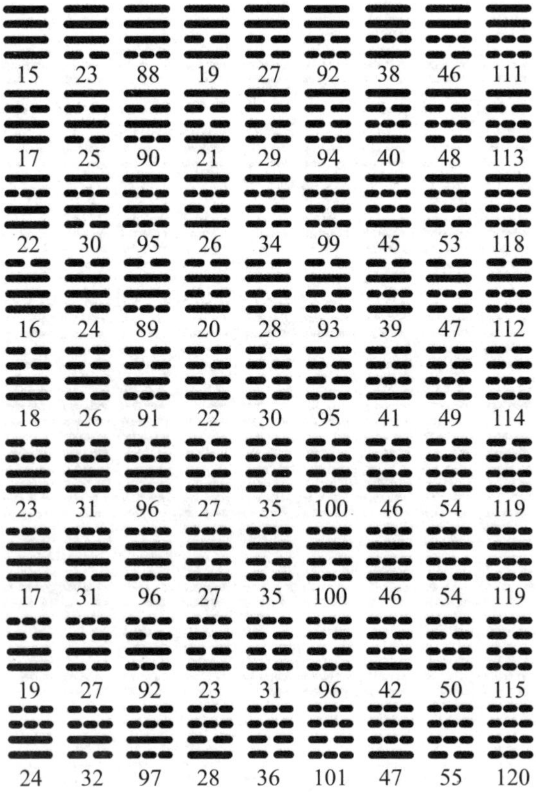

15	23	88	19	27	92	38	46	111
17	25	90	21	29	94	40	48	113
22	30	95	26	34	99	45	53	118
16	24	89	20	28	93	39	47	112
18	26	91	22	30	95	41	49	114
23	31	96	27	35	100	46	54	119
17	31	96	27	35	100	46	54	119
19	27	92	23	31	96	42	50	115
24	32	97	28	36	101	47	55	120

图 7-11　太玄九九八十一卦三进制四爻数对应图

太玄九九八十一卦的四爻卦中一横线爻定为1，两虚线爻定为2，三虚线爻定为3，多少有些随意，因为也可定为0、1、2，或为 -1、0、1 等，在未来科技中可留给数学家进一步研究，但按1、2、3作为标定数计算出的八十一卦三进制得数表 7-25，可以发现所有邻近卦数相互交叉相加相等，以及两条对角线所属八个数相加总数相等的规律，但没有出现数字呈现奇偶交叉分布等规律。然而这足以说明太玄九九八十一卦符合《易经》系统，属于《易经》的本源。但我们也发现一些问题，如第二行和第七行的数字完全相等，可是周边的数字不同，但却没有违背邻近卦数相互交叉相加相等的数学规律。于是我们与八十一卦各爻相加数表 7-25 对照，发现有两行数字出现了不同。下面是太玄九九八十一卦各爻相加数表 7-25。

表 7–25　太玄九九八十一卦各爻相加数表

4	5	6	5	6	7	6	7	8
5	6	7	6	7	8	7	8	9
6	7	8	7	8	9	8	9	10
5	6	7	6	7	8	7	8	9
6	7	8	7	8	9	8	9	10
7	8	9	8	9	10	9	10	11
6	7	8	7	8	9	8	9	10
7	8	9	8	9	10	9	10	11
8	9	10	9	10	11	10	11	12

　　分析表 7–25，可以发现所有邻近卦数相互交叉相加相等，同时所有的数字都呈现奇偶交叉分布，任何一个奇数的四邻的数必定是偶数，任何一个偶数的四邻数必定是奇数，无一例外。所有相邻的数字都是不同的，或为奇数或为偶数。上边第一行与左边第一列，下边最后一行与右边第一列所属各卦数不仅相加相等而且各数对应相等。此外，从左上角至右下角，每一斜线的数字均相等；两条对角线所属八个数相加的总数相等。这种对称、互补、平衡的数学奇观，说明了太玄九九八十一卦不失为《易经》的本源和精髓，而三进位制或许比二进制制更重要、更深奥，科学家应该进行更深入的研究。为未来计算机探索新的语言体系，我们不妨进一步探索太玄九九八十一卦系，这次我们把四爻卦中"—"爻定为 1，"––"爻定为 0，"–––"爻定为 –1。我们将数字分别代入到太玄九九八十一卦中，然后每卦各爻相加，得到了下面八十一卦各爻相加数表 7–26。

表7-26　太玄九九八十一卦各爻相加数表

4	3	2	3	2	1	2	1	0
3	2	1	2	1	0	1	0	-1
2	1	0	1	0	-1	0	-1	-2
3	2	1	2	1	0	-1	0	-1
2	1	0	1	0	-1	0	-1	-2
1	0	-1	0	-1	-2	-1	-2	-3
2	1	0	1	0	-1	0	-1	-2
1	0	-1	0	-1	-2	-1	-2	-3
0	-1	-2	-1	-2	-3	-2	-3	-4

　　分析表7-26，可以发现所有邻近卦数相互交叉相加相等，同时所有的数字都呈现奇偶交叉分布，任何一个奇数的四邻的数必定是偶数，任何一个偶数的四邻数必定是奇数，无一例外。所有相邻的数字都是不同的，或为奇数或为偶数。上边第一行与左边第一列，下边最后一行与右边第一列所属各卦数不仅相加相等而且各数对应相等。此外，两条对角线所属八个数相加的总数相等，均为0。而左下角至右上角，每个数字都为0；从左上角至右下角虽然数字各异，但正数与负数正好相抵，总数也为零。太玄九九八十一四爻卦内涵表现出的高度对称、互补、平衡的数字规律，为我们的数学家、科学家、计算学家提供了十分有价值的数理体系。

　　现今的计算机都使用二进制数字系统，尽管计算规则非常简单，但其实二进制逻辑并不能完美表达人类的真实想法。相比之下，三进制逻辑更接近人类大脑的思维方式。因为在一般情况下，我们对问题的看法不是只有"真"和"假"或"是"和"否"两种答案，还有一种"不知道"。在三进制逻辑学中，符号"1"代表"是"；符号"–1"代表"否"；符号"0"可代表"不知道"。显然，这种逻辑表达方式更符合计算机在人工智能方面的发展趋势。

三进制应该比二进制的计算效率更高，因为在相同的数据中，二进制所需的储存机器的使用要多于三进制，所以三进制的储存空间更大。我们至今还没有开发和使用三进制计算机，是因为人类的科学尚未重视和研究三进位制，那么《易经》太玄九九八十一卦的提出和推演，无疑将会推动人类未来科技的振兴，孕育和引发人类新的科技浪潮。

第八章

阴阳比

第一节 《易经》中的阴阳比

　　《易经》中的阴阳比几乎无人提及，但我认为这是《易经》中最为重要最为核心的内容。我们的宇宙充满了阴阳两性体，从宇宙大爆炸开始，宇宙衍生了万物，大到银河系、太阳系、恒星、行星、卫星、彗星、流星，小到地球上的各种自然物，再到微观物质分子、原子、质子、电子、夸克等，无一例外具有阴阳两性。然而无极生太极，太极生两仪，两仪生四象，四象生八卦，八卦成六十四卦。宇宙的阴阳体就是这样按照《易经》一轮一轮、一层一层衍生成更多的阴阳体，但新衍生的阴阳体不是简单的复制，阴阳体中阴阳也不是阴阳各半，子层的阴阳体数目与阴阳比与母层的阴阳体数目和阴阳比会不同。

　　宇宙中普遍存在不同层次的阴阳体，除了大小和质量的差别，更为重要的，更为本质的则是阴阳比的差别。正是因为有这种阴阳比的差别，宇宙中的物质才会有千差万别，宇宙才会变得五彩缤纷。然而宇宙中的阴阳体的产生不是无序的，不是随意衍生出来的，而是有规律的。在各个层次各个阴阳体，数目和阴阳比不是均等的，但在每一个层次或某一个局部，各阴阳体的分布是对称、互补、平衡的，并且每个层次的阴阳体的阴阳比在宇宙中是个定数，从这一点上说，宇宙是统一的。

　　阴阳比反映在一个阴阳体中阴含有多少，阳含有多少。虽然任何物质或事物都是阴阳体，都是阴阳混合体，但宇宙中没有纯阴之体或纯阳之体，只分阴阳体中阴或阳孰多孰少。一般说来，阴多阳少，则为阴体；如中医中的阴盛阳衰证为阴证；阴少阳多，则为阳体；如中医中的阳盛阴衰证为阳证。宇宙中阴阳体的阴阳比既然是定数，那么是否可以通过术数计算出来？或者通过实验证明出来？其实阴阳比的定数只能来自宇宙，只是在微观世界很难观察到，而观察宏观世界或许是个捷径。中国古代的圣贤们在几千年前仰望天空时居然观察到了，特别是在夜里仰望星空，当然这种仰望需要夜以继日，长年累月的观察，古人这样做了，终于悟出了宇宙的天机，并且用无字的图象记录下来，这就是河图。

河图显示出阴阳连续，阴阳耦合之象。河图在古代本是星图，其中蕴含了宇宙的星象密码。然而我认为，河图最大的功绩是揭示了宇宙四象阴阳比的定数。

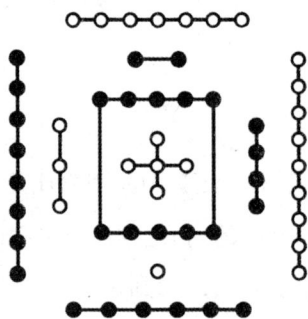

图 8-1　河图

古人在长年观天时发现，水星于每天一时和六时见于北方，每月初一、十一、二十一和初六、十六、二十六，日月会水星于北方；每年一月、六月水星出现于北方。故曰天一生水，地六成之。

火星每天二时和七时见于南方；每月逢二、七，日月会火星于南方；每年二月、七月火星出现于南方。故曰地二生火，天七成之。

木星每天三时和八时见于东方；每月逢三、八，日月会木星于东方；每年三月、八月木星出现于东方。故曰天三生木，地八成之。

金星每天四时和九时见于西方；每月逢四、九，日月会金星于西方；每年四月、九月金星出现于西方。故曰地四生金，天九成之。

我在这里故意遗漏了古人观察土星的结果，那是因为本书曾讲过，《易经》的本源是四象，而五行理论是后人加上去的，加在《易经》中显得牵强附会。土很可能是人坐地观天的结果，但地不是土星，而是地球，古人坐在地球上观天，观得金、木、水、火四颗星的运行，从中悟出了四象各自阴阳比的定数。

根据五行理论，北方为水，一个白点在内，六个黑点在外，表示玄武星象。东方为木，三个白点在内，八个黑点在外，表示青龙星象。南方为火，二个黑点在内，七个白点在外，表示朱雀星象。西方为金，四个黑点在内，九个白点在外，表示白虎星象。中央为土，五个白点在内，十个黑点在外，表示时空奇点。

　　由此可见，金、木、水、火的阴阳比，是古人观察星象的结果，分别是玄武星象、青龙星象、朱雀星象和白虎星象。而说到土则含糊不清，古人只是说表示时空奇点。因此，我认为土及五个白点在内，十个黑点在外，并不是观察星象所得，而是人为加进去的。因此今天当我们在探讨四象阴阳比时，就感到土是多余的，而土的阴阳比5/10也是多余的，特别是当《易经》四象推演到八卦时，更显得多余。那么四象的阴阳比究竟是多少呢？河图中已经用图像说得再明白不过了。去掉河图中间的五点白十点黑，就是四象的阴阳比。

　　河图口诀：一六共宗，为水居北；二七同道，为火居南；三八为朋，为木居东；四九为友，为金居西。这已经非常清楚地道出了宇宙四象的阴阳比，如果我们把北换成太阴，东换成少阴，南换成太阳，西换成少阳，那么四象的阴阳比也就昭然若揭了，即太阴一六，阳1阴6，分子式表达为1/6；少阴三八，即阳3阴8，分子式表达为3/8；太阳二七，即阴2阳7，分子式表达为7/2；少阳四九，即阴4阳9，分子式表达为9/4。

　　为了进一步探讨阴阳比的产生和确定，以及如何依据已找到和确定的四象阴阳比数，向前推演出两仪的阴阳比数及向后推演出八卦的阴阳比数，为此而引出了图8-2。

　　河图数既然是象数，就表现出其独自的特点，河图数不是单数，而是双数、对数，是奇偶相配，一阴一阳的搭配，因为只有这样的数才能成"象"。什么样的"象"呢？我认为是"螺旋之象"，图8-2就表现出了

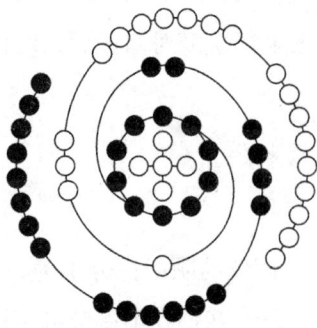

图8-2　螺旋河图

螺旋之象，而且应该是双螺旋。只是这张河图虽然表现出了螺旋之象，但没有表现出双螺旋之象。我认为这张图如果修正，代表阳数的白点1、3、7、9按顺时针的右旋正转没有问题，是完全正确的；但代表阴数的2、4、6、8应该按逆时针左旋反转才对。无论是右旋的臂上还是左旋的臂上都没有阳数5和阴数10的位置，足以说明阳5阴10是多余的。这张河图与其他河图一样，无例外地把阳5阴10放在了中间，与表现出来的四象右旋和左旋毫无关系，

说明了阳 5 阴 10 与四象放在一起多余的。

宇宙的衍生实际上是严格遵循《易经》无极生太极，太极生两仪，两仪生四象，四象生八卦的规律。衍生是按宇宙双螺旋方式进行的，即在无极生太极后，阳按顺时针右旋 1、3、7、9 不断衍生出阳数，逢 5 会自动跳过；而阴按逆时针左旋 2、4、6、8 不断衍生出阴数，逢 0 会自动跳过。既然我们已在《易经》的河图中发现了四象的阴阳比的定数，并且发现了宇宙的衍生规律，那么我们就可以依据四象的阴阳比，向前推演出两仪的阴阳比定数，同时也能向后推演出八卦的阴阳比定数。那么先让我们推演两仪的阴阳定数，首先将四象的阴阳比列表如下（表 8-1）。

表 8-1　四象的阴阳比

太阴	少阴	少阳	太阳
1/6	3/8	9/4	7/2

那么两仪的阴阳比是多少呢？应该如何推演呢？我们从无极开始，按双螺旋方式衍生出两仪，阳按右旋 1、3 衍生出阳数，阴按左旋 2、4 衍生出阴数，正旋和反旋配对归位后，两仪的阴阳比便被推演出来（表 8-2）。

表 8-2　两仪的阴阳比

阴仪	阳仪
1/4	3/2

两仪的阴阳比分别为，阴仪 1/4，阳仪为 3/2。那么八卦阴阳比的推演如何进行？我们在下一节继续讨论。

第二节　八卦的阴阳比

八卦是表示事物自身变化的阴阳系统，用阳爻和阴爻这两种符号，按照大自然的阴阳变化排列组合，从而解释我们的世界。《易经·系辞》曰："古者包牺氏之王天下也，仰则观象于天，俯则观法于地，观鸟兽之文与地之宜，近取诸身，远取诸物，于是始作八卦，以通神明之德，以类万物之情。"因此，卦象本是源自古代先贤观象取物，是针对世间瞬息万变的现象，以象的形式进行表达。还有一种说法：八卦的卦，是一个会意字，圭是两个土字的叠加。圭，是指土圭，是古人以泥做成土柱测日影。立八圭测日影，即从四正四隅上将观测到的日影加以总结和记录，形成了八卦的图象。

两仪给我们带来了阴阳的概念，四象给我们带来了春、夏、秋、冬和东、南、西、北的时空概念，而八卦会给我们带来什么理念呢？八卦代表八种基本物象：乾为天，坤为地，震为雷，巽为风，艮为山，兑为泽，坎为水，离为火。可以说，八卦把我们带进了自然界，带进了地球的世界。只要用八卦作为指导，我们就能在这个世界上逢凶化吉，快乐和成功地生活。

那么四象如何衍生成八卦的呢？让我们继续推演。四象由太阴、少阴、少阳、太阳组成（表8-3）。

表8-3　四象

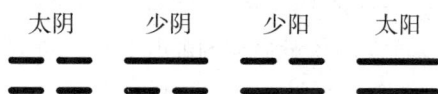

四象的太阴卦衍生为八卦的坤卦和艮卦，很简单，就是在二爻的太阴上端各加一阴爻和一阳爻，就产生了三爻的坤卦和艮卦（图8-4）。

表8-4　太阴象衍生为坤、艮卦

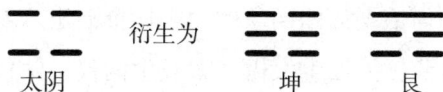

四象的少阴卦衍生为八卦的坎卦和巽卦，就是在二爻的少阴上端各加一阴爻和一阳爻，就产生了三爻的坎卦和巽卦（图8-5）。

表8-5　少阴象衍生为坎、巽卦

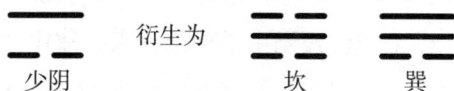

四象的少阳卦衍生为八卦的震卦和离卦，就是在二爻的少阳上端各加一阴爻和一阳爻，就产生了三爻的震卦和离卦。（表8-6）

表8-6　少阳象衍生为震、离卦

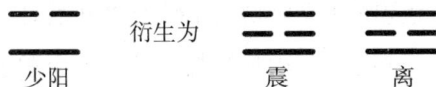

少阳　　　　　衍生为　　　　　震　　　　离

四象的太阳卦衍生为八卦的兑卦和乾卦，就是在二爻的太阳上端各加一阴爻和一阳爻，就产生了三爻的兑卦和乾卦。（表8-7）

表8-7　太阳象衍生为兑、乾卦

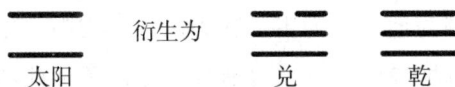

太阳　　　　　衍生为　　　　　兑　　　　乾

四象衍生为八卦，然而八卦的排列有多种，除了伏羲先天八卦，还有连山八卦、归藏八卦、后天八卦、中天八卦，有人撰文统计古人共有十四种八卦之多，如果按数学排列组合，则能排出40320种八卦。为了更好进行数字计算，还是以伏羲先天八卦推演为准，以阳含量最低的坤卦开始，随着阳含量逐渐增高进行排序，直至阳含量最高的乾卦为止，排列如下表8-8。

表8-8　八卦

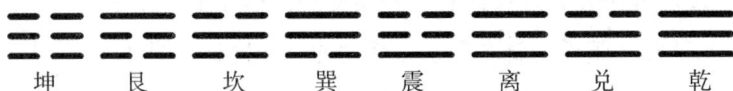

坤　　艮　　坎　　巽　　震　　离　　兑　　乾

那么我们应该如何依据河图四象的阴阳比推演出八卦的阴阳比呢？这就要回到《易经》的本源，无极生太极，太极生两仪，两仪生四象，四象生八卦。宇宙在衍生时依靠阳数1、3、7、9、11、13、17、19顺时针右旋，逢5自动跳过；同时依靠阴数2、4、6、8、12、14、16、18逆时针左旋，逢0自动跳过；这种正旋与反旋交织在一起的双螺旋衍生，在八卦这一层面阴阳各八个数，由于八卦从坤卦到乾卦，阴由大逐渐变小，故阴数从大排到小，即18、16、14、12、8、6、4、2；而阳由小逐渐变大，故阳数从小排到大，即1、3、7、9、11、13、17、19。当阴数和阳数按上述数字在各卦归位后，八卦的阴阳比数即可导出，见表8-9。

表 8-9　八卦的阴阳比

坤	艮	坎	巽	震	离	兑	乾
1/18	3/16	7/14	9/12	11/8	13/6	17/4	19/2

八卦中的坤、艮、坎、巽为阴卦，这四个卦的最下面一爻为阴爻，决定了这四个卦为阴卦。阴卦表明阴的含量大于阳的含量，我们为此可以定性，但却不能定量。而八卦的乾、兑、离、震为阳卦，这四个卦的最下面一爻为阳爻，决定了这四个卦为阳卦。阳卦表明阳的含量大于阴的含量，同样为此可以定性，但却不能定量。尽管从外形看，我们似乎能看到这些阴卦或阳卦的差异，如果从阴的极性评估哪个卦阴的成分更高，也很容易按卦的顺序排出，即坤卦＞艮卦＞坎卦＞巽卦，但依然不能定量。如果从阳的极性评估哪个卦阳的成分更高，也很容易按卦的顺序排出，即乾卦＞兑卦＞离卦＞震卦，但依然不能定量。但当我们推演出了八卦的阴阳比后，就很容易对八卦的每一卦定性定量，从而对宇宙中的阴阳体定性定量。

从八卦的阴阳比可以清楚看出，依据阴阳比数字对卦的阴阳定性和定量很容易。如果将八卦的阴阳比按顺序进一步算出阴阳比值后，对卦的阴阳定性定量就更为一目了然。即八卦的阴阳比值为：0.0556、0.1675、0.5、0.75、1.375、2.167、4.25、9.5。

根据数字分析可以看出，阴阳比值小于1均为阴卦，阴阳比值大于1均为阳卦。阴阳比值数字越小，阴的极性越高，阴阳比值越大，阳的极性越高。但阴性再高，也没有纯阴之体，如0卦由三个阴爻组成，尽管在外形上看不出阳性存在，但从数字上就可看出阳性的存在。阴阳比的分母代表阴，分子代表阳，尽管坤卦的阴性无比大，阳性无限小，但数字也有显示，坤卦中阴性为18，而阳性为1。而阳性再高，也没有纯阳之体，如乾卦由三个阳爻组成，尽管在外形上看不出阴性存在，但从数字上可以看出阴性的存在。在乾卦中阳性为19，而阴性为2。

第三节　四爻十六卦的阴阳比

传说伏羲根据河图和洛书作了八卦，用来象征宇宙自然的万事万物。八卦是宇宙原始的符号，但宇宙包罗万象，自然界瞬息万变，世间的一切因果又错综复杂，如果只用八卦很难胜任。于是周文王结合实际情况，把八卦分别两两互相重叠，从而推演出了六十四卦。

然而据传伏羲八卦最初推演的是十六卦，并且传到殷商时期，但因为被认为十六卦泄露了天机，于是被砍了一半，结果又回到八卦。八卦是三爻卦，如果往下推，也该是四爻十六卦。可是周文王却抢了先，他跳跃式的思维，连跨两级，一下子推演到了六十四卦。然而四爻十六卦也应该属于《易经》的一部分，我们是不该跳过的。

三爻八卦加一爻，就变成为四爻十六卦。即古人所说的八卦之上各生一奇一偶，而为四画者十六，于经无见，邵子所谓八分为十六者是也。此外，十六卦也可由四象相互重叠而成。北宋邵雍说："四象相交，成十六事。"这样，八纯卦加上否、泰、损、咸、恒、益、既济、未济八卦，就变成了十六卦。

下面，我们来分析十六卦，从四象（表8-10）开始，用相交叠加，画出十六卦，表8-11。

表 8-10　四象

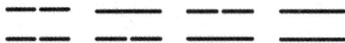

表 8-11　十六卦对应数

表 8-12　十六卦二进制数对应表

| 0000 | 0001 | 0010 | 0011 | 0100 | 0101 | 0110 | 0111 |

| 1000 | 1001 | 1010 | 1011 | 1100 | 1101 | 1110 | 1111 |

按照二进制对四爻十六卦的对应计算，我们做了表 8-12，现在我们再算出二进制转换成十进制的得数，而四爻十六卦各爻如果是 0 各爻都会是阴爻，如果四爻的各爻是阳爻，就不一定是 1，取决于爻处在哪一位置，数则各不相同。从右到左的 4 位二进制数，对应卦从上到下各爻的位置，分别代表数如下：

第一位数（最上端）为 $1=2^0=1$，第二位数为 $1=2^1=2$，第三位数为 $1=2^2=4$，第四位数（最下端）为 $1=2^3=8$。经过计算，十六卦二进制制数转为十进制数与十六卦顺序数一致，这样我们就可以对四爻十六卦的卦数进行评估，表 8-13。

表 8-13　十六卦卦数表

0	1	2	3
4	5	6	7
8	9	10	11
12	13	14	15

经计算，十六卦数表也出现了邻近卦数相互交叉、相加相等的数字规律，以及两条对角线所属四个数相加总数相等的规律，但没有出现数字呈现奇偶交叉分布等规律。四爻十六卦基本达标，体现了《易经》的内涵，即阴阳对立、互补、协调、平衡的关系，同时也反映了宇宙的基本规律。

既然四爻十六卦代表了《易经》的一个层次，那么也代表了宇宙的一个层次，忽略或甩掉这一层次，将使《易经》变得不完成，因此推演出四爻十六卦的阴阳比同样具有意义。

三爻八卦衍生为四爻十六卦，衍生时靠阳数 1、3、7、9、11、13、17、

19、21、23、27 29、31、33、37、39 顺时针右旋，逢 5 自动跳过；同时靠阴数 2、4、6、8、12、14、16、18、22、24、26、28、32、34、36、38 逆时针左旋，逢 0 自动跳过；这种正旋与反旋交织在一起的双螺旋衍生，在十六卦这一层面阴阳各有十六个数。由于十六卦从坤卦到乾卦，阴由大逐渐变小，故阴数从大排到小；而阳由小逐渐变大，故阳数从小排到大。当阴数和阳数按上述数字在各卦归位后，十六卦的阴阳比即算出，见表8–14。

表8-14　十六卦阴阳比

1/38	3/36	7/34	9/32	11/28	13/26	17/24	19/22
21/18	23/16	27/14	29/12	31/8	33/6	37/4	39/2

十六卦中的 0 ～ 7 卦为阴卦，这八个卦的最下面一爻为阴爻，决定了这八个卦为阴卦。阴卦表明阴的含量大于阳的含量，可以定性为阴卦，但却不能定量。而十六卦的 8 ～ 15 卦为阳卦，这八个卦的最下面一爻为阳爻，决定了这八个卦为阳卦。阳卦表明阳的含量大于阴的含量，可以定性为阳卦，但却不能定量。尽管从外形看，似乎能看到这些阴卦或阳卦的差异，如果从阴的极性评估哪个卦阴的成分更高，也很容易按卦的顺序排出，即 0 卦＞ 1 卦＞ 2 卦＞ 3 卦＞ 4 卦＞ 5 卦＞ 6 卦＞ 7 卦，但依然不能定量。如果从阳的极性评估哪个卦阳的成分更高，也很容易按卦的顺序排出，即 15 卦＞ 14 卦＞ 13 卦＞ 12 卦＞ 11 卦＞ 10 卦＞ 9 卦＞ 8 卦，但依然不能定量。但当我们推演出了十六卦的阴阳比后，便很容易对十六卦定性定量，从而对宇宙中这一层次的阴阳体定性定量。

从十六卦的阴阳比可以清楚看出，依据阴阳比数字对卦的阴阳定性和定量变得很容易。如果对十六卦的阴阳比按顺序进一步算出阴阳比值后，卦的阴阳性质一目了然。十六卦的阴阳比值为：0.026、0.083、0.206、0.281、0.393、0.5、0.708、0.864、1.167、1.438、1.929、2.417、3.875、5.5、9.25、19.5。

根据以上数字，可以看到阴阳比值小于 1 均为阴卦，阴阳比值大于 1 均为阳卦。阴阳比值数字越小，阴的极性越高；阴阳比值越大，阳的极性越高。但阴性再高，也没有纯阴之体，0 卦由四个阴爻组成，尽管在外形上看不出阳性存在，但从数字上仍可看出阳性的存在。阴阳比的分母代表阴，分子代表阳。0 卦中阴性为 38，而阳性为 1。而阳性再高，也没有纯阳之体，15 卦由四个阳爻组成，尽管在外形上看不出阴性存在，但数字却可显示，在 15 卦中阳性为 39，阴性为 2。

第四节　五爻三十二卦的阴阳比

五爻三十二卦或许是《易经》中的一个空白，在浩如烟海的《易经》文献中，几乎多是对六十四卦卦辞卦爻的各种注释和解读，然而对八卦的推演才应该是《易经》研究中最需要做的。三爻八卦推演到四爻十六卦在《易经》的文献中尚能找到蛛丝马迹，但从四爻十六卦推演到五爻三十二卦则几乎找不到文献，然而五爻三十二卦应该也是《易经》精髓的一部分，也是宇宙的一个层次，因此也属于《易经》的本源，我们不能忽略或跳过。

五爻三十二卦的二进制数转为十进制的得数与卦的顺序数完全一致，这不仅与十六卦雷同，也与六十四卦雷同，因为这都属于《易经》一个系统推演出来的，所以雷同也是必然的。表 8-15 是三十二卦卦数表。

表 8-15　三十二卦卦数表

0	1	2	3	4	5	6	7
8	9	10	11	12	13	14	15
16	17	18	19	20	21	22	23
24	25	26	27	28	29	30	31

经计算三十二卦卦数表也出现了邻近卦数相互交叉相加相等的数学规律，以及两条对角线所属四个数相加总数相等的规律，但没有出现数字呈现奇偶交叉分布等规律，说明五爻三十二卦也已达标。三十二卦也是《易经》卦系

一部分，一个层次，自然符合《易经》的内涵，那就是具有阴阳对立、互补、协调、平衡的关系，同时也反映了宇宙的基本规律。

五爻三十二卦既然是《易经》不可缺的一个部分，因此也代表了宇宙的一个层次，忽略或甩掉这一层次的研究，将使《易经》变得不完整，因此推演出五爻三十二卦的阴阳比同样具有意义。

四爻十六卦衍生为五爻三十二卦时，以螺旋方式依靠阳数 1、3、7、9、11、13、17、19、21、23、27、29、31、33、37、39、41、43、47、49、51、53、57、59、61、63、67、69、71、73、77、79 顺时针右旋，逢 5 自动跳过；同时依靠阴数 2、4、6、8、12、14、16、18、22、24、26、28、32、34、36、38、42、44、46、48、52、54、56、58、62、64、66、68、72、74、76、78 逆时针左旋，逢 0 自动跳过；这种正旋与反旋交织在一起的双螺旋衍生，在三十二卦这一层面阴阳各 32 个数。由于三十二卦从坤卦到乾卦，阴由大逐渐变小，故阴数由大排到小；而阳由小逐渐变大，故阳数从小排到大。当阴数和阳数按上述数字在各卦归位后，三十二卦的阴阳比便可算出，见表 8-16。

表 8-16　五爻三十二卦阴阳比

1/78	3/76	7/74	9/72	11/68	13/66	17/64	19/62
21/58	23/56	27/54	29/52	31/48	33/46	37/44	39/42
41/38	43/36	47/34	49/32	51/28	53/26	57/24	59/22
61/18	63/16	67/14	69/12	71/8	73/6	77/4	79/2

分析表 8-16，三十二卦中的 0～15 卦为阴卦，十六个卦的最下面一爻为阴爻，决定了这十六个卦为阴卦。阴卦表明阴的含量大于阳的含量，我们为此可以定性为阴卦，但却不能定量。而三十二卦的 16～31 卦为阳卦，十六个卦的最下面一爻为阳爻，决定了十六个卦为阳卦。阳卦表明阳的含量大于阴的含量，我们为此可以定性阳卦，但却不能定量。尽管从外形看，我们似乎能看到这些阴卦或阳卦的差异，如果从阴的极性评估哪个卦阴的成分

更高，也很容易按卦的顺序排出，但依然不能定量。如果从阳的极性评估哪个卦阳的成分更高，也很容易按卦的顺序排出，但依然不能定量。但当我们计算出三十二卦的阴阳比后，便很容易对三十二卦各卦定性定量，从而对宇宙中这一层次的阴阳体定性定量。

从三十二卦的阴阳比可以清楚看出，依据阴阳比对卦的阴阳定性和定量变得很容易。如果将三十二卦的阴阳比按顺序进一步算出阴阳比值后，卦的阴阳性质一目了然。从 0 卦至 31 卦的阴阳比值为：0.0128、0.0395、0.0946、0.125、0.1618、0.197、0.2656、0.3065、0.3621、0.4107、0.5、0.5577、0.6458、0.7174、0.8409、0.9286、1.0789、1.1944、1.3824、1.5313、1.8214、2.0385、2.375、2.6818、3.3889、3.9375、4.7858、5.75、8.875、12.1667、19.25、39.5。

根据以上数字，分析可以看出阴阳比值小于 1 均为阴卦，阴阳比值大于 1 均为阳卦。阴阳比值数字越小，阴的极性越高；阴阳比值越大，阳的极性越高。阴性再高，也没有纯阴之体，0 卦由五个阴爻组成，在卦符上看不出阳的踪迹，但数字却有显示，0 卦中阴性为 78，而阳性为 1。而阳性再高，也没有纯阳之体，31 卦由五个阳爻组成，尽管在外形上看不出阴性存在，但从数字上可以看出阴性的存在，数字显示，在 31 卦中阳性为 79，阴性为 2。

第五节　六爻六十四卦的阴阳比

六十四卦是《易经》最为核心的部分。六十四卦由八卦两两相叠而成。八卦由三爻组成，六十四卦由六爻组成。从汉代以来，《易经》六十四卦的排列顺序有多种，有始于乾卦终于未济卦的《周易》排列法，有京房的八宫排列法，有圆图排列，有方阵排列，有圆中布方的排列，有以太极为始的起源次序排列等。而我还是采纳伏羲先天六十四卦，因为这是《易经》最本源的内容，从坤卦至乾卦，阴的含量由最大逐渐到最小，阳的含量由最小逐渐到最大，这与二爻四象、三爻八卦、四爻十六卦、五爻三十二卦从阴至阳的顺序是一致的。

我们曾对六十四卦各种排列都代入数字进行过研究。将不同的数字代入六十四卦系统后，发现了极有规律的数字奇观，如邻近卦数相互交叉相加永远相等，两条对角线所属八个数相加总数相等，同时还呈现奇数偶数交叉分布等规律。这种数字的对立、互补、协调、平衡的规律，直接反映了宇宙阴阳体的对立、互补、协调和平衡。《易经》系统所表现出的宇宙基本规律，几乎在各个层次都一样，无论是四象、八卦，还是十六卦、三十二卦、六十四卦的每个层次，《易经》都无一例外地表现出宇宙的对立、互补、协调和平衡关系。但在各个层次的阴阳体数目和阴阳比不同，然而却是定数。现在让我们推演六十四卦的阴阳比。

五爻三十二卦衍生六爻六十四卦或三爻八卦两两重叠时，六十四卦以螺旋方式衍生，依靠阳数 1、3、7、9、11、13、17、19、21、23、27、29、31、33、37、39、41、43、47、49、51、53、57、59、61、63、67、69、71、73、77、79、81、83、87、89、91、93、97、99、101、103、107、109、111、113、117、119、121、123、127、129、131、133、137、139、141、143、147、149、151、153、157、159 顺时针右旋，逢 5 自动跳过；同时依靠阴数 2、4、6、8、12、14、16、18、22、24、26、28、32、34、36、38、42、44、46、48、52、54、56、58、62、64、66、68、72、74、76、78、82、84、86、88、92、94、96、98、102、104、106、108、112、114、116、118、122、124、126、128、132、134、136、138、142、144、146、148、152、154、156、158 逆时针左旋，逢 0 自动跳过。

这种正旋与反旋交织在一起的双螺旋衍生，在六十四卦这一层面阴阳各六十四个数，由于六十四卦从坤卦到乾卦，阴由大逐渐变小，故阴数从大排到小；而阳由小逐渐变大，故阳数从小排到大。当阴数和阳数按上述数字在各卦归位后，六十四卦的阴阳比数便计算出来，见表 8-17。

表 8-17　六十四卦阴阳比

1/158	3/156	7/154	9/152	11/148	13/146	17/144	19/142
21/138	23/136	27/134	29/132	31/128	33/126	37/124	39/122
41/118	43/116	47/114	49/112	51/108	53/106	57/104	59/102
61/98	63/96	67/94	69/92	71/88	73/86	77/84	79/82
81/78	83/76	87/74	89/72	91/68	93/66	97/64	99/62
101/58	103/56	107/54	109/52	111/48	113/46	117/44	119/42
121/38	123/36	127/34	129/32	131/28	133/26	137/24	139/22
141/18	143/16	147/14	149/12	151/8	153/6	157/4	159/2

分析表 8-17，0 ～ 31 卦为阴卦，这 32 个卦的最下面一爻为阴爻，决定了这 32 个卦为阴卦。阴卦表明阴的含量大于阳的含量，我们为此可以定性为阴卦，但却不能定量。而六十四卦的 32 ～ 63 卦为阳卦，这 32 个卦的最下面一爻为阳爻，决定了这三十二个卦为阳卦。阳卦表明阳的含量大于阴的含量，我们为此可以定性阳卦，但却不能定量。尽管从外形看，我们似乎能看到这些阴卦或阳卦的差异，如果从阴的极性评估哪个卦阴的成分更高，也很容易按卦的顺序排出，但依然不能定量。如果从阳的极性评估哪个卦阳的成分更高，也很容易按卦的顺序排出，但依然不能定量。然而当我们推演出了六十四卦的阴阳比后，便很容易对六十四卦的各卦定性定量，从而对宇宙中的阴阳体定性定量。

从六十四卦的阴阳比清楚看出，依据阴阳比数字对卦的阴阳定性和定量很容易，如果将六十四卦的阴阳比按顺序进一步算出阴阳比值后，卦的阴阳性质一目了然。从 0 卦至 63 的阴阳比值为：0.00633、0.01923、0.04545、0.05921、0.07432、0.08784、0.11806、0.1338、0.15217、0.16912、0.2015、0.2197、0.2422、0.2619、0.2984、0.3197、0.3475、0.3707、0.4123、0.4375、0.4722、0.5、0.5481、0.5784、0.6225、0.65625、0.7128、0.75、0.8068、0.8488、0.9167、0.9634、

1.0385、1.0921、1.1757、1.2361、1.3382、1.4091、1.5156、1.5968、1.7414、1.8393、1.9815、2.0962、2.3125、2.4565、2.6591、2.8333、3.1842、3.4167、3.7353、4.03125、4.6786、5.1154、5.7083、6.3182、7.8333、8.9375、10.5、12.4167、18.875、25.5、39.25、79.5。

　　根据数字分析可以看出，阴阳比值小于 1 均为阴卦，阴阳比值大于 1 均为阳卦。阴阳比值数字越小，阴的极性越高；阴阳比值越大，阳的极性越高。但阴性再高，也没有纯阴之体，0 卦由六个阴爻组成，尽管从卦的外形上看不出阳性的成分存在，但从阴阳比上却可看出阳性成分的存在。阴阳比的分母代表阴，分子代表阳，尽管 0 卦的阴性无比大，阳性无比小，但也有数字显示，在 0 卦中阴性为 158，而阳性为 1。同理，阳性再高，也没有纯阳之体，63 卦虽有六个阳爻组成，尽管在卦的外形上看不出阴性成分存在，但从阴阳比上可以清楚看出阴性成分的存在。在 63 卦中阳性为 159，阴性为 2。

第九章

《易经》与科技革命

第一节 《易经》与宇宙

几千年来，一部流传下来的文字代表作《周易》成为了中国文明的源头，但《周易》更多局限在占卜，致使多少人陷入在卦辞爻辞的咬文嚼字中，而最大的获益者或许是街边摆摊的算命先生，但《周易》毕竟把六十四卦中无字的卦符流传于世，而这正是宇宙的符号，来自天道，由于它反映了宇宙基本规律，因此算命先生捧了这个系统，大大提高了算命的准确率，但算命再准确也不可能是百分之百，因为预测毕竟不是科学。然而德国的莱布尼茨在看到了伏羲先天六十四卦卦图后，发现了他的二进制居然和古代中国文明留下的这张图完全一致；另一位法国人申伯格则发现现代生物学中的64个遗传密码子与中国古代的六十四卦的卦符完全一致，他的名言是："将《易经》作为手中的钥匙，去开启DNA的生命之门。"两位西方人不懂中文，更不懂周文王对卦辞爻辞的注释，但他们却看得懂无字的阴爻和阳爻，并且悟出了六十四卦中阴阳变化的玄机，因此，他们发现了《易经》中的科学内涵。

可能有人会认为中国人或许是缺少西方人的逻辑推理能力，他们没有从无字的《易经》一步一步推演，更没有代入数字进行推演，使《易经》这块中华文明的瑰宝虽然世代相传了几千年，却始终停留在占卜算卦的低水平，《易经》的科学内涵没有被自己人挖掘出来，反而让西方人抢了先。但自古以来，中国的大智慧者并没有把《周易》仅仅看作是一本占卜之书，他们早就悟出了《易经》中蕴藏的宇宙之道，孔子说："易与天地准，故能弥纶天地之道。"南怀瑾说：宇宙的一切法则，都在《易经》中。而到了今天，中华文明复兴的交响乐正在世界奏起，中国科技正在逐渐超越西方。我们需要更为先进的思维模式，这应该是一种多维且有时空概念的思维，而《易经》恰恰能向我们提供这种思维体系，只是《易经》这颗明珠至今还被泥巴包裹着。我们需要做的是把《易经》外面的神秘色彩揭开，把迷信剥去，将泥巴洗净，把《易经》中的科学内涵挖掘出来，让《易经》中的大智慧发扬光大，使其成为人类未来第四次或第五次科技革命的灵魂，引领我们中华文明走向世界。

我们的世界是阴阳世界，宇宙的本质和运行规律是阴阳，而这种客观存在的宇宙基本规律居然被我们远古的祖先观察到了，并且用无字的卦符、太极图、河图、洛书、八卦、六十四卦最原始地表述出了宇宙的本质和运动规律，这就是《易经》所要揭示的宇宙阴阳之道。

《易经》作为宇宙的符号，特别是阴爻和阳爻的排列组合和一环又一环的衍生过程，即无极生太极，太极生两仪，两仪生四象，四象生八卦，八卦成六十四卦。这种阴阳变化模式，客观反映了宇宙的阴阳体系。宇宙这个大系统其大无外，其小无内，广大精微，无所不包。《易经》阴阳变化的关系大可解释银河系、太阳系、地球、月亮，小可解释分子、原子、质子、电子、夸克、中微子的运行规律。

当我们将数字代入到《易经》不同爻的卦系统后，发现了所有的卦系统都出现了数字奇观，即在一个卦系统中，任意邻近交叉的对卦数相加都是相等的，这种规律均匀分布在全卦系统的每一处，在整体上表现出各卦对立、互补、对称、平衡的关系，同时也反映出宇宙中各个层次阴阳体的对立、互补、对称、平衡的关系。

然而宇宙在衍生的每一步，当旧的阴阳体衍生出两个新衍生体时，并不是简单的复制。对每个阴阳体来说，不是一半阴一半阳，阴阳各百分之五十，而是衍生出阴阳不均等的阴阳体。根据《易经》的推演，在每个层次会出现偶数的阴阳体，其中一半为阴大于阳的阴体，另一半为阳大于阴的阳体。在一个层次上，阴体和阳体数量相等，通过计算，一个层次的阴阳比在整体上是互补、对称和平衡的。

宇宙不断的衍生中，在不同层次派生出了无数阴阳体。正是因为阴阳体中的阴阳比不同而使宇宙中各种物质或事物相互区别，但所有的阴阳体都是动态的，不断变化的。由于阴阳体的阴阳比差异，使它们之间产生相互吸引、排斥、中和的关系，维持着宇宙万物之间不平衡与平衡的关系。而这种关系存在宇宙的各个层次和角落，大到各个银河系、太阳系、各个星球，中到自然界的万物，小到微生物和微观的分子、原子、电子、粒子、质子等，以及正物质和反物质，暗物质和明物质所在的各个区域。

在上一章，我们依据《易经》中河图的四象阴阳比数进行推演，这是中国古代先哲们在夜空长期观察星球悟出的天机。然后我们按照阴阳数正反双螺旋的轨迹，向前推出两仪，向后推出三爻八卦、四爻十六卦、五爻三十二卦、六爻六十四卦的阴阳比数。如果继续推演，我们还可推出七爻一百二十八卦、八爻二百五十六卦、九爻五百一十二卦、十爻一千零二十四卦、十一爻两千零四十八卦、十二爻四千零九十六卦，以致无限推演下去。据《易经》文献记载，西汉隐士焦延寿将春秋战国时开始应用的十二爻卦，共4096卦，参照《左传》十二爻卦例，写下了4096首卦辞，即民间流传下来的焦氏《易林》一书。这或许是《易经》中记载爻数卦数最高的系统了，而推演并不是一爻一爻进行的，而是将六爻六十四卦两两相互叠加成十二爻四千零九十六卦的。然而我认为这种多爻多卦系统在实际上根本用不上，过于细化。古人为我们留下的六十四卦足矣！因为宇宙中体现最为复杂的生命64个遗传密码子在六十四卦系统上已经分析得清清楚楚。

《易经》每个层次卦的阴阳比总体上是平衡的，但各个层次的阴阳体数目和阴阳比是不同的；也就是说宇宙中每个层次的阴阳体的阴阳比总体上是平衡的，但在宇宙不同层次的阴阳体数目和阴阳比是不同的，然而宇宙各个层次的阴阳比数应该是个定数，并且可以通过《易经》推演。

在两仪中，阴仪的阴阳比为 1/4，阳仪为 3/2。

在四象中，太阴的阴阳比为 1/6，少阴为 3/8，少阳为 9/4，太阳为 7/2。

在八卦中，从坤卦至乾卦的阴阳比为：1/18、3/16、7/14、9/12、11/8、13/6、17/4、19/2。

在十六卦中，从 0 卦至 15 卦的阴阳比为：1/38、3/36、7/34、9/32、11/28、13/26、17/24、19/22、21/18、23/16、27/14、29/12、31/8、33/6、37/4、39/2。

在三十二卦中，从 0 卦至 31 卦的阴阳比为：1/78、3/76、7/74、9/72、11/68、13/66、17/64、19/62、21/58、23/56、27/54、29/52、31/48、33/46、37/44、39/42、41/38、43/36、47/34、49/32、51/28、53/26、57/24、59/22、

61/18、63/16、67/14、69/12、71/8、73/6、77/4、79/2。

在六十四卦中，从0卦至63卦的阴阳比为：1/158、3/156、7/154、9/152、11/148、13/146、17/144、19/142、21/138、23/136、27/134、29/132、31/128、33/126、37/124、39/122、41/118、43/116、47/114、49/112、51/108、53/106、57/104、59/102、61/98、63/96、67/94、69/92、71/88、73/86、77/84、79/82、81/78、83/76、87/74、89/72、91/68、93/66、97/64、99/62、101/58、103/56、107/54、109/52、111/48、113/46、117/44、119/42、121/38、123/36、127/34、129/32、131/28、133/26、137/24、139/22、141/18、143/16、147/14、149/12、151/8、153/6、157/4、159/2。

如果科学需要，我们可以无限精确地推演下去。当然宇宙是极其复杂的，因为阴阳比只是宇宙万物中的一个重要的因素，如果要科学考量多种物体之间的关系，还需考虑物体的质量和体积，才能精准计算出它们之间复杂的关系。

《易经》的精髓和本源就是最远古的无字天书，即八卦、六十四卦、太极图、河图、洛书，这些图像和符号表述了宇宙的阴阳之道；而河图、洛书则直接揭示了四象的阴阳比，经过我们的推演，可测知两仪、四象、三爻八卦、四爻十六卦、五爻三十二卦和六爻六十四卦各个系统的阴阳比，从而可测知宇宙中万物不同的阴阳比。

宇宙具有阴阳两性，宇宙的衍生，使宇宙在不同的空间和层次充满了无数阴阳体，这些阴阳体因阴阳比不同而相互区别，但在不同的空间和层面，这些阴阳体又是成双成对的，在宇宙的各个层次、局部或总体保持着互补、对称、平衡的关系。两对阴阳体之间或者多对阴阳体之间，由于它们阴阳比的差异，从而呈现相生、相克、相合的关系，这使得宇宙总处在阴阳失衡，同时又因阴阳数在总体和局部上是对称和平衡的，因此这种暂时的阴阳失衡，又总能达到最终的阴阳平衡。宇宙始终处在运动中，无论在整体还是局部，阴阳失衡时有发生，最终又重新会达到平衡，从而使宇宙总是处在不断的变化中，时而无序，时而有序，周而复始。

第二节 《易经》与未来科技

我们似乎正处在人类一次新的科技浪潮的前夜，我们需要一代创新型人才，传统的西方科学的线性逻辑思维已经不足以满足我们不断进取的创新要求，我们需要更先进的具有创新动力的多维思维，一个能够打开传统模式使我们焕然一新的思维。其实我们的老祖宗在几千年前已经向我们提供了这种思维模式，那就是《易经》。

在本书中我一改传统只讲卦辞爻辞以及算卦投骰的方法，重点探索《易经》的本源，即无字的卦符阴爻和阳爻、太极图、河图、洛书、八卦、六十四卦，并且进行逻辑、数理的推演。有关《易经》的书浩如烟海，但多为说卦算卦之书，而本书旨在揭开《易经》的科学内涵，向世界展示中国古代文明的大智慧。特别是我第一次创新地提出了阴阳比概念，这将是《易经》非常重要的内容。

当我们推演出《易经》各个卦系不同的阴阳比后，便揭示了宇宙中各个层次都有一定数的阴阳体，并且因阴阳比不同，使阴阳体各不相同，但在每个层次的总体上，所有的阴阳体既是对立的，又是互补的，并且是对称和平衡的。宇宙中正是因为各种阴阳体的阴阳比不同，从而产生阴阳比不同的偏阴或偏阳体，它们之间产生了本能的相吸、相斥、中和的关系，这使得宇宙始终处在不断变化中，时而阴阳失衡，在宇宙的某一层面或局部处于无序，但宇宙在总体上，在一个层面或局部，又是互补、对称和平衡的，因此无序终归转为有序，阴阳失衡终归转为平衡。我们通过《易经》精确算出了各个卦系每个卦的阴阳比，从而推导出宇宙各个阴阳体的阴阳比数，这在宇宙应该是个定数。虽然宇宙中万物千差万别，但因为宇宙中各个层次的阴阳体和阴阳比是个定数，所以宇宙又是相似的，统一的。相似论、宇宙统一论、生物全息论都证明了这一点。

那么现在要做的就是把我推导出的《易经》思维新模式，交给世人，交给数学家，交给各个领域的科学家，他们可以继续推演，或者将这种思维模式应用到各自的研究领域，迎接人类即将到来的科技革命浪潮。科学是人类探索、研究、感悟宇宙万物变化规律的知识体系。既然《易经》的阴阳变化能把宇宙万物的阴阳性进行定性定量，同时测出宇宙各个层次阴阳体的数目和阴阳比数，以及它们运行变化的规律，那么《易经》无疑也应该是一个科学的知识体系。

宇宙中万事万物运动的自然规律并不是直线的，而是呈波浪式、螺旋式运行的。而波浪式与螺旋式的形态，正是《易经》"太极生两仪，两仪生四象，四象生八卦"的运动模式中形成的"环"与"链"的状态。太极从无限大到无限小，再从无限小到无限大，周而复始。在任意一个运动的环节中，一个周期的闭环，便是一个太极，半个周期的波形也正好是太极运动的半个环，当太极不停地运动时，便形成了波浪或螺旋的状态。在螺旋运动中，太极为一个周期，两仪为两个周期，四象为四个周期，八卦为八个周期，运行的细节为顺上、顺下、逆上、逆下，于是在多层次波形的变换中，横看是波浪式，竖看是螺旋式。在太极链与环的整个运动中，所表现出波浪式前进与螺旋式上升时，必须占有一定的空间，当运动连续进行时，又占有一定时间，具有时空特性。《易经》的多层次性、时空性、应变性决定了它多维的思维模式，这应该成为未来科技革命的主导思想。

人类正在进入一个基因时代，对于《易经》与DNA的关系，我曾专门写过一本书《两部天书的对话》，在本书前面的章节中，我再次做了论证，提出了64个遗传密码子与六十四卦的对应表，并依据《易经》提出了遗传密码子之间存在相生、相克、相合的关系，期待遗传学家可以根据这个原理，从事基因调控的研究。此外，我们还可进一步推导与遗传密码相对应的20个氨基酸之间存在的相生、相克、相合关系，继而还可对各种由氨基酸构成的蛋白质进行阴阳的定性定量。

另一个可能引发未来科技革命的是计算机。现代计算机是建立在二进制制上，而二进制制与《易经》中由阴爻和阳爻排列组合成的六十四卦完全对应一致。在本书中，专门有一节讲到《易经》三进位制太玄九九八十一卦，这或许能推动未来新一代计算机的开发。科学家曾预言：未来的量子计算机可在几分钟内完成地球上所有传统计算机加起来用 10 万年才能算出的计算，而且量子通信将实现真正的通信加密，完全无法破解。那么这种量子计算机有可能采用与《易经》九九八十一卦相一致的三进位制。量子计算机之所以具有优越性，是因为量子不像半导体只能表达 0 和 1，量子可以同时有多种不同状态，这样就使得它的运算能力是普通计算机远远所不能比的。量子计算机，可以用于复杂的天气预测甚至地震海啸的预测。量子力学是 19 世纪末和 20 世纪初创立的，波尔曾说：如果谁没被量子力学搞得头晕，那他就一定是不理解量子力学。爱因斯坦说：我思考量子力学的时间百倍于广义相对论，但依然不明白。中国量子之父潘建伟甚至说：只要什么时候能把为什么会有量子纠缠搞明白的话，我马上去死都可以。神奇的量子力学告诉我们，量子世界不是非黑即白，而是状态叠加，叠加态无法精确测量，但只要进行观测，叠加态就塌缩为确定的结果。

量子现象把西方科学家搞得晕头转向，但《易经》或许能将量子纠缠讲清楚，最为熟悉的一句话为："一阴一阳之谓道，万物负阴而抱阳，冲气以为和。"那么气是不是能量子呢？阴阳是不是量子纠缠中的两个阴阳粒子呢？当粒子蕴含的能量稀少时，是不是会导致粒子的阴阳变换状态极其不稳定？所谓的叠加态和测不准，会不会是因为阴阳的转换太过频繁迅速而产生的表象呢？

量子测不准原理表述了粒子的状态和位置都是不确定的，只有当人进行测量的时候，才会表现出特定的状态和固定的位置。量子纠缠理论描述了两个相互靠近的粒子可以相互纠缠，粒子在由两个或两个以上粒子组成的系统中相互影响，在它们彼此纠缠之后，即使相隔很远，一个粒子状态发生改变，另一个粒子也会发生同样的改变。这种互补、对称的现象只有在《易经》中才能找到答案。

"量子纠缠"通俗地说，就是时空中存在两个粒子，或者多个粒子，无论相隔多远，这个距离可以是时间也可以是空间，改变其中一个的状态，另一个的状态会瞬间发生改变。如果用《易经》看"量子纠缠"现象，应该很容易理解。简单地说，假设粒子 A 为阳，粒子 B 为阴，他们虽然相距遥远，但处在同一个太极范围内，他们之间某种互通的联系被太极图阴阳鱼中的黑点和白点的力量联系着，因此会产生对称互补的同步作用。当然量子纠缠也可发生在更为复杂的卦系层面中，因为各卦之间具有互补、对称、平衡的关系，所以完全可以解释量子纠缠现象。因此《易经》在研究量子学中将发挥举足轻重的作用。

我终于完成了《无字天书》的写作，与其他《易经》课和书不同的是，我一改传统对《易经》的理解和认识，摆脱了卦辞爻辞的纠缠，旨在研究《易经》的本源，并进行逻辑和数理的推演。我努力挖掘《易经》的科学内涵，创新提出阴阳比的概念，精确计算出《易经》各个卦系的阴阳比，从而推演出宇宙中各个层次阴阳体的阴阳比，揭示出它们在宇宙中呈现相吸、相斥、中和关系，在整体或在某一层面又呈现对立、互补、对称和平衡的关系，从而使宇宙不断变化，有序与无序，失衡与平衡，交替出现，循环往返。

参考文献

[1] 秦泉.周易大泉.北京：外文出版社，2012.

[2] 高凡.周易新解.北京：中央编译出版社，2014.

[3] 谢文纬.易经与东方营养学.北京：华夏出版社，1995.

[4] 谢文纬.两部天书的对话：易经与DNA.北京：北京科学技术出版社，2006.

[5] 谢文纬.有毒抗癌与无毒抗癌——我的医学思考.北京：新世界出版社，2011.

[6] 邹学熹.易学精要.成都：四川科学技术出版社，1995.

[7] 孙国中.河图洛书解析.北京：学苑出版社，1990.

[8] 纪由.阴阳初探.北京：中国华侨出版社，1996.

[9] 刘大钧.大易集成.北京：文化艺术出版社，1991.